ERNST BUSSE / PAUL BUSSE

Akupunktur-Fibel

Die Praxis der chinesischen Akupunkturlehre

5., durchgesehene Auflage

RICHARD PFLAUM VERLAG MÜNCHEN

Motto:

Wer niemals ruht,
Wer mit Herz und Blut
Unmögliches sinnt,
Der gewinnt!

(aus I. Ging)

ISBN 3-7905-0234-0

Sämtliche Zeichnungen von Frau Doris Baginsky.
Gesamtherstellung Richard-Pflaum-Verlag KG München

GELEITWORT

Die Entstehung der vorliegenden Akupunktur-Fibel habe ich persönlich miterlebt. Ich kann bestätigen, daß die Verfasser in jahrelanger und unermüdlicher Kleinarbeit diesen spröden Stoff erarbeitet und für den Praktiker zurechtgelegt haben.

Nachdem die bisherigen Werke über Akupunktur sich mehr mit der Theorie befaßten, bringt das vorliegende Büchlein eine vereinfachte Anleitung, nach der jeder Praktiker nach kurzem Studium arbeiten kann. So kann man hier mit Fug und Recht von einer »Fibel« sprechen, nach deren Entwurf ich selbst bereits mit Erfolg behandelt habe. Ich bin überzeugt, daß der Praktiker, der den Inhalt dieses Buches geistig verarbeitet hat, die Fibel zu seinem ständigen Begleiter machen wird.

Besondere Erwähnung verdient eine durch E. Busse gemachte Entdeckung, daß Metallfolienpflaster an Stelle der Nadel die gleichen, oft sogar nachhaltigere Erfolge zeitigen. Das führt uns vielleicht einen Schritt weiter zur Enträtselung der Wirksamkeit dieser alten chinesischen Heilmethode.

Ich wünsche der Akupunktur-Fibel, daß sie den viel beschäftigten Praktiker ermutigen wird, sich mit dem Wunder der Akupunktur zu befassen, auf daß alte Weisheiten neu erprobt und bestätigt werden.

Detmold, im Januar 1954

Dr. med. R. W. EICKELMANN

VORWORT ZUR 1. AUFLAGE

Die vorliegende Arbeit will und kann kein Ersatz für wissenschaftliche Werke sein, sondern will einerseits einen handlichen Leitfaden für die Praxis bieten, andererseits aber auch anregen zu einem eingehenderen Studium. Dementsprechend ist auf alles für die erste praktische Erarbeitung der Methode Entbehrliche verzichtet und das Stoffgebiet soweit eingeschränkt worden, daß eine Übersichtlichkeit gewonnen wurde, welche die rasche Orientierung ermöglicht.

Auf den Meridianen haben wir nur die wichtigsten, für die tägliche Praxis verwertbaren Punkte angegeben, wobei der Verlauf der Meridiane vereinfacht dargestellt wurde. Die chinesischen Namen der einzelnen Punkte haben wir fallen gelassen, da sie für den praktischen Gebrauch am Kranken entbehrlich sind und eher die Übersichtlichkeit stören würden. Die mit einem + angezeigten Passagepunkte wurden bisher in Schriften über Akupunktur noch nicht angeführt. Sie sind von Ernst Busse neu herausgefunden worden, ihre Wirksamkeit hat sich bestätigt. Da diese Punkte zum Teil bis zu 15 cm auseinanderliegen, können sie nur durch ein Silberpflaster verbunden werden. Auch eine 3%ige Silbersalbe kann durch Einreibemassage den Weg überbrücken.

Im Gegensatz zu der von anderen Autoren entwickelten Pulsfühlung, zunächst den lose gefühlten Puls zu bringen, haben wir den umgekehrten Weg gewählt, von der Erfahrung ausgehend, daß jeder Praktiker zunächst einmal durch festeres Zufassen einen Puls zu tasten versucht.

Bei den angegebenen Passagepunkten ist die Energie, die abgeleitet werden soll, stets in dem zuerst genannten Organ zu stark und wandert durch Behandlung dieses Passagepunktes auf den nachfolgenden Meridian ab.

Die Arbeit fußt in erster Linie auf den Schriften der schon als »Klassiker« der Akupunktur anzusprechenden Autoren de Morant, de la Fuye und Ferreyrolles.

De la Fuye benutzte auch die Beobachtung des deutschen Arztes Dr. Weihe, der im Jahre 1883 Tafeln mit einer großen Zahl von Druckpunkten am menschlichen Körper veröffentlichte, die zum größten Teil mit den Akupunkten übereinstimmen. Er benannte diese Punkte nach den damit in Beziehung stehenden homöopathischen Mitteln. De la Fuye baute dieses System weiter aus und schuf so eine systematische Verbindung zwischen Akupunktur und Homöopathie.

Auch an dieser Stelle möchten wir Frau Doris Baginsky herzlich danken für die sachkundige und mustergültige Ausführung der Bildtafeln, ebenso Herrn Reinhard Hemm für die wertvolle Mitarbeit. Dem Verlag sei ebenfalls Dank für die vorbildliche und zweckdienliche Ausstattung des Buches.

Halle i. W. und Hüde-Lemförde, den 1. Januar 1954

Dr. med. dent. ERNST BUSSE und Heilpraktiker PAUL BUSSE

VORWORT ZUR 2. AUFLAGE

Die erste Auflage ist im Verlauf weniger Jahre restlos ausverkauft worden, ein Beweis nicht nur dafür, daß die Fibel in der AP-Literatur eine Lücke ausfüllte, sondern auch dafür, daß die Anlage für den Behandler instruktiv und praktisch war.
Die vorliegende 2. Auflage ist gründlich überarbeitet und erweitert worden, sowohl in Bezug auf die Zeichnungen und den Begleittext, als auch auf das Indikationsverzeichnis. Für dringende Fälle wurde ein besonderes Kapitel eingefügt. Um eine Schnellorientierung über die in der AP-Literatur des In- und Auslandes angegebenen Punkte zu ermöglichen, lassen wir am Schluß des einleitenden Teils eine vergleichende Übersicht (nach *Brodde*) folgen, mit deren Hilfe wir in allen Fällen ohne die chinesischen Namen auskommen.
Die Zeichnungen wurden aufklappbar am Schluß des Buches eingeheftet, wodurch eine noch bessere Übersichtlichkeit und noch praktischere Handhabung gewährleistet wird.
Trotz aller Verbesserungen haben sich die Verfasser auf das Notwendigste beschränkt, haben manches Wünschenswerte fortgelassen, um die bisherige Übersichtlichkeit und Klarheit nicht zu gefährden. So wurden z. B. die sog. Wundermeridiane und die außerhalb der Meridiane liegenden Punkte nicht erwähnt, weil zu befürchten war, daß das bisher relativ einfache System der AP unübersichtlich würde. Sie können erforderlichenfalls bei *Brodde* nachgelesen werden.
Frau *Doris Baginsky* gebührt wieder besonderer Dank für die sorgfältige und sachkundige Anfertigung der Zeichnungen und für ihre Hilfe bei der Neubearbeitung des Werkchens.
Der Verlag hat durch weitgehende Neuformung des ganzen Buches dazu beigetragen, die Fibel auch nach außen hin vorbildlich zu gestalten. Dafür möchten wir auch an dieser Stelle danken.
Trotz dieser Vorzüge hält sich die notwendig gewordene Preiserhöhung in mäßigen Grenzen; sogar bei Vorliegen der 1. Auflage dürfte jedem an der AP interessierten Behandler die Beschaffung auch der in vieler Hinsicht verbesserten Neuauflage möglich und empfehlenswert erscheinen.
Für Mitteilung persönlicher Erfahrungen beim Gebrauch der Fibel (z. B. bei der Applizierung homöopathischer Mittel in die AP-Punkte) sind die Verfasser stets dankbar.

Halle i. W. und Hüde-Lemförde, den 1. Mai 1958

Dr. med. dent. Ernst Busse und Heilpraktiker Paul Busse

VORWORT ZUR 3. AUFLAGE

In der nun notwendig gewordenen 3. Auflage – ein Beweis, daß die AP-Fibel immer neue Freunde fand – sind über die 2. Auflage hinaus erhebliche Erweiterungen und Verbesserungen erfolgt.

Um den Benutzern der Fibel die in andern AP-Büchern gebräuchlichen Meridianbezeichnungen auch geläufig zu machen, wurden diese in den Überschriften und den Zeichnungen in Abkürzungen hinzugefügt, desgleichen die Inn- und Yangzugehörigkeit der Meridiane ersichtlich gemacht.

Da sich in der Praxis Unstimmigkeiten zwischen Text und Indikationsverzeichnis herausgestellt hatten, wurden beide Teile vollständig umgearbeitet und bedeutend erweitert. Eine größere Anzahl neuer Punkte wurde eingefügt. Nun ist jeder Punkt des Indikationsverzeichnisses sowohl im Meridianteil als auch in den Zeichnungen zu finden, so daß zeitraubendes Suchen vermieden wird. Dem Wunsch nach schneller Handhabung der Fibel kommt die Kennzeichnung der Meridiane auf der Außenseite der Zeichnungen entgegen. Die Zugehörigkeit zur Inn- oder Yanggruppe ist sowohl in dem Übersichtsschema als auch in den Überschriften zu erkennen.

Es ist m. W. das erstemal, daß in einem Handbuch der AP die neu entdeckten wissenschaftlichen Grundlagen dieser Therapie mitgeteilt wurden.

Die Zeichnungen bewährten sich gut. Neu hinzu kam eine Fußzeichnung. Alle Zeichnungen wurden über die Meridiane hinaus durchnumeriert und beschriftet.

Auf vielfachen Wunsch wurden nun auch die Wundermeridiane eingehend behandelt.

Für ihre aufopfernde, fachkundige Mitarbeit gebührt Frau Doris Baginsky, München, besonders Dank und Anerkennung. Auch Herr Dr. med. Dietmar Busse, Witten, hat sich um die Fertigstellung dieser Auflage durchaus verdient gemacht, wofür ihm zu danken ist.

Zur Beschleunigung der Fertigstellung trugen die sachkundigen Korrekturen durch Herrn Dr. med. Schütt in dankenswerter Weise bei.

Der Verlag hat wiederum zur äußeren Gestaltung fördernd beigetragen.

Da mein Bruder, Herr Dr. med. dent. Ernst Busse, Garmisch, seit Jahren schwer erkrankte, habe ich auf seinen Wunsch die Neubearbeitung dieser Auflage übernommen. Trotzdem gilt er auf Grund seiner früheren Arbeit an der 1. und 2. Auflage als Mitherausgeber dieses Werkes.

Hüde, den 1. September 1965

Paul Busse

VORWORT ZUR 4. AUFLAGE

Als Paul Busse die 3. erweiterte Auflage der »Fibel« bearbeitete, legte er darin seine vielfältigen Erfahrungen aus einer langjährigen Praxis nieder. Vor seinem Tode übergab er mir sein geistiges Erbe zu treuen Händen. Deshalb wurden am Text-Teil der Fibel bei der jetzigen Neuauflage – außer einigen Korrekturen – keinerlei Änderungen vorgenommen. Diese Korrekturen wurden freundlicherweise von Herrn Karl Klages, Hamburg, durchgeführt, dem an dieser Stelle für die große Mühe und Sorgfalt Dank gesagt werden soll.
Dagegen wurde der Bild-Teil vollständig überarbeitet und die Zeichnungen so weit wie möglich den heute bekannten Überlieferungen angepaßt. Dazu waren allerdings Kompromisse notwendig, da auch diese Quellen nicht in allem übereinstimmten. Da es sich aber bei den Meridianen um unstoffliche, energetische Bahnen handelt, können derartige Zeichnungen sowieso immer nur als Schemata gewertet werden. Die Erfahrung lehrt zudem, daß diese Bahnen bei jedem Menschen geringe individuelle Abweichungen aufweisen können, so daß sich der Behandler in jedem Fall über den Verlauf neu orientieren muß.
Die Fibel ist von Anfang an als Arbeitsbuch konzipiert, in das der Behandler eigene Erfahrungen, neue Erkenntnisse aus Kursen und Literatur eintragen soll. Auf diese Weise kamen mit den Jahren umfangreiche Ergänzungen zustande. Aufgrund von Anregungen aus dem Leser- und Schülerkreis sollen diese Ergänzungen neben den Bildtafeln eingefügt werden.
Außerdem schien es mir wichtig, die Elementenpunkte in die Zeichnungen zu übernehmen, um die Fibel auch in dieser Hinsicht abzurunden. Die notwendige Einweisung in die Handhabung der Elementenlehre wurde als Anhang im Schluß der Fibel angefügt.
Außer den im Literaturverzeichnis angegebenen Quellen müssen jetzt hier noch ergänzend folgende angeführt werden:
Robert Becker, »Behandlung psychischer Erkrankungen mit Akupunktur (Rothenburger Tagung 1971–1972«
August Brodde, »Verschiedene Kurse und Vorträge sowie persönliche Mitteilungen«
Dr. Kiang Ching-Lien, »Kurs an der Heilpraktiker Fachschule München 1967«
Jacques Martin-Hartz, »Verschiedene Kurse und Vorträge sowie persönliche Mitteilungen«.
Dem Verlag ist wiederum Dank zu sagen für die Vorarbeit und Ausführung der Neuauflage.

Im Februar 1975

Doris Baginsky

INHALTSVERZEICHNIS

LITERATURVERZEICHNIS

Soulié de Morant, George, Précis de la vraie Acupuncture chinoise. Mercure de France, Paris 1934.

Ferreyrolles: L' Acupuncture. Paris 1926.

de la Fuye, Roger: Traité d'Acupuncture. La Synthèse de l'Acupuncture et de l'Homéopathie. Le François. Paris 1947.

Niboyet, J. E. H.: Essai sur l'Acupuncture chinoise pratique. Dominique Wapler. Paris 1951.

Brodde, August: Ratschläge für den Acupuncteur. R. Pflaum Verlag, München 1955.

Busse, Ernst: Isopathia interna et externa. Haug Verlag, Saulgau 1947.

Dittmar, Friedrich: Die Untersuchung der reflektorischen und algetischen Krankheitszeichen. Haug Verlag, Saulgau 1949.

Fisch, Guido: Synthese zwischen Homotoxinlehre und Acupunctur. Homotoxin-Journal v. 1. II. 65. Aurelia Verlag, Baden.

Hartmann, Ernst: Vorstoß in biologisches Neuland. Haug Verlag 1964.

Hemm, Reinhard und Baginsky, Albert: Die Weiheschen Schmerz- oder Druckpunkte. Naturheilpraxis VI/8, München 1953.

Huneke, Ferdinand: Krankheit und Heilung anders gesehen. Staufen Verlag, Krefeld 1948.

Huneke, Ferdinand: Das Sekundenphänomen. Haug Verlag, Saulgau 1961.

Puttkammer, Joachim von: Organbeeinflussung durch Massage. Haug Verlag, Saulgau 1948.

Schoeler, Heinz: Die Weiheschen Druckpunkte, ihre Beziehungen zur Akupunktur, Neuraltherapie und Homöopathie. Haug Verlag 1952.

Scheidt, Walter: Die Akupunktur im Spiegel der Leitwerklehre. Anthropologisches Institut der Universität Hamburg, 1952.

Segal, Dr. J.: Dtsch. Zeitschrift für Akupunktur. Heft 2. Haug Verlag 1965.

Stauffer, Karl: Klinische homöopathische Arzneimittellehre. Sonntag Verlag, Regensburg 1926. 2. Aufl. 1956.

Stauffer, Karl: Homöotherapie. Sonntag Verlag, Regensburg 1924.

Stiefvater, Erich: Akupunktur als Neuraltherapie. Haug Verlag, Saulgau 1953, 2. Aufl. 1956.

Stiegele, Alfons: Klinische Homöopathie. 4. Aufl., Hippokrates Verlag, Stuttgart 1948.

Stiegele, Alfons: Homöopathische Arzneimittellehre, Hippokrates Verlag, Stuttgart 1949.

Baginsky, Doris: Materielle und geistige Aspekte der Akupunktur. Naturheilpraxis 1965, H 9. München 1965.

Nerven-Detektor: Fa. Kindling, Hannover, Matthiasstr. 10 (Prospekt anfordern).

Akupunkturnadeln: Haug Verlag, Ulm-Donau. – Fa. Karl Blum, München 3, Lilienstr. 34.
Ostasiatischer Heilmittelimport GmbH, 7 Stuttgart 75, Brestlingweg 8

Kupferfolie: Bronzefabrik Karl Schlenk, Nürnberg, Frauenhoferstraße.

Silber- und Goldfolie: Fa. Karl Blum, 8000 München 80, Lilienstr. 34

A. Allgemeiner Teil

I. Wesen und Anwendung der Akupunktur

1. Einleitung: Die altchinesische Weltanschauung

Die Ahnen des chinesischen Volkes, die in vorgeschichtlichen Zeiten hilflos den Naturgewalten ausgeliefert waren, andererseits jedoch eine gewisse Ordnung in der Natur erkannten, sahen in alledem das Wirken böser und guter Mächte. Etwa 3000 v. Chr. entwickelte sich diese Ansicht zu einer philosophischen Interpretation der Ordnung aller Dinge. Die chinesischen Weisen erkannten die Existenz zweier im Universum wechselwirksamen Kräfte, die sie Yang und Inn nannten. Alles in der Natur Bestehende erwächst demnach aus dem Widerspiel dieser beiden Faktoren und besitzt deren Merkmale.
Yang und Inn zeugten gemeinsam alle Dinge der Welt. In allen Bereichen der Natur, auch im Menschen, kann einmal das eine, andermal das andere Prinzip vorherrschend sein. Männlicher Yang und weibliches Inn sind für die Weltordnung erforderlich, stehen jedoch nicht im Widerspruch zueinander, sondern ergänzen sich zum harmonischen Gesamtbild. Solange sie im rechten Einklang stehen, ist alles gut, solange das beim Menschen der Fall ist, ist er gesund.

In jedem Menschen steckt also die Summe der diesen Kräften entsprechenden Eigenschaften:

YANG ist die positive, männliche, väterliche Kraft und wirkt in allem was licht, aktiv, hart, trocken, glänzend, warm, schöpferisch und beständig ist. Sie ist in der Sonne und im Feuer.

INN ist das negative, weibliche, mütterliche Prinzip, es wohnt in allem Passiven, Feuchten, Kalten, Dunklen, Empfangenden, Geheimnisvollen, Verborgenen, Wechselhaften, Wolkigen, Ruhenden, im Schatten und im Wasser.

Die chinesische Heilweise ist aus obengenannter Weltanschauung daher nur auf ein Ziel gerichtet: Alle Störungen zwischen diesen beiden Prinzipien zu beseitigen, also Yang und Inn in Einklang und Harmonie zu bringen.

Es gehört ein Hineinversenken in die chinesische philosophische Denkweise dazu, sich dieser Ganzheitsmethode bedienen zu können; dann aber werden beglückende Erfolge nicht ausbleiben.

2. Einführung in die Akupunkturlehre

Die folgende Zusammenstellung der wichtigsten Lehren der chinesischen Akupunktur soll es dem vielbeschäftigten Praktiker ermöglichen, auf dem einfachsten Wege mit dieser Methode doch brauchbare Resultate zu erzielen.

So abweichend von der westlichen Schulmedizin diese Lehre der Krankheitsentstehung und Krankheitsursache ist, in so andersartigen Gedankengängen bewegt sich auch die vornehmlichste Diagnostik der chinesischen Akupunkteure. Man kann bei der alten chinesischen Medizin, von der die Akupunktur ein gewichtiger Zweig ist, von einer Krankheitsdiagnose in unserem westlichen Sinne nicht sprechen, sondern eher von einer Feststellung der Krankheitszustände.

a. Die Meridiane

Die Chinesen sind der Ansicht, daß die Lebensenergie in ganz bestimmten Bahnen im Körper kreist, die sie Meridiane nennen und in denen in feststehender Richtung die Inn- und Yangkräfte wirken. Die Meridiane verlaufen auf beiden Körperseiten bilateral (auf den Zeichnungen sind sie nur auf einer Seite des Körpers eingetragen).

Die klassischen Meridiane (»Gefäße«)

Die Meridiane werden nach Organen benannt, denen sie zugeteilt sind und deren Funktion sie beeinflussen. Es gibt 12 Hauptmeridiane, von denen 6 zum Yang- und 6 zum Inn-Prinzip gehören:

INN-Meridiane		YANG-Meridiane	
I	Herz (H)	II	Dünndarm (Dü)
IV	Niere (Ni)	III	Blase (Bl)
V	Kreislauf-Sexus (KS)	VI	Drei-Erwärmer (Drei Heizer) (DE)
VIII	Leber (Le)	VII	Gallenblase (Gbl)
IX	Lunge (Lu)	X	Dickdarm (Di)
XII	Milz-Pankreas (MP)	XI	Magen (Ma)

Die Meridiane MP sowie KS werden als Funktionseinheiten zusammengefaßt. Unter DE versteht der Chinese eine Zusammenfassung der Funktionen, die dem Körper »Wärme« = Energie verleihen: Atmung, Verdauung und Sexualität (besser als »Bewegung der Säfte« verstanden). (S. auch Schema).

Außer diesen 12 in einem Funktionskreislauf zusammengefaßten Meridianen kennt der Chinese noch 2 weitere Meridiane, die mit keinem Organ- oder Funktionssystem verbunden sind. Sie stellen eine besondere, in sich selbst abgeschlossene Einheit der Lebensfunktionen dar und stehen mit den anderen Meridianen in Wechselbeziehungen. Sie verlaufen auf der Mittellinie des Körpers (also nicht bilateral):

XIII Konzeptions-Meridian (KG); verkörpert das Weiche, das Aufnehmende, das Prinzip des Inn und verläuft von der Schamfuge über Nabel und Brustbein zum Kinn bis Unterkieferzahnspalt. Auf ihm befinden sich die Alarmpunkte (s. u.) von VI (DE), I (H), III (Bl) und II (Dü).

XIV Gouverneur-Meridian (GG), (auch Lenker-Gefäß benannt); verläuft vom Steißbein über die Dornfortsätze der Wirbelsäule, den Schädel bis zur Mitte der Oberlippe und des Oberkiefers. Er verkörpert Yang, das Feste, Kraftvolle, Führende. Die Wirkung ist also seelische und körperliche Kräftigung.

Wir bezeichnen die Meridiane der Einfachheit wegen mit römischen Ziffern, da diese zugleich ihre Stellung und Reihenfolge im Energiekreislauf angeben.

Die klassischen 12 Meridiane können wir in zwei Gruppen einteilen (s. c. Tabelle):

Yang-Meridiane = Werkstattmeridiane: II, III, VI, VII, X, XI. Ihre Pulse sind lose zu tasten und sie verlaufen auf der Streckseite der Extremitäten und verwandeln die zugeführten Stoffe in Energie. (Hohlorgane).

Inn-Meridiane = Speichermeridiane: I, IV, V, VIII, IX, XII. Sie sind fest zu tasten und verlaufen auf der Beugeseite der Extremitäten und speichern die von den Werkstattmeridianen gebildete Energie auf. (Vollorgane).

Die Wundermeridiane

Sie entstehen durch besondere Kombination von Punkten, die sich auf den 12 klassischen Meridianen befinden und stehen mit diesen in enger Beziehung. Von den Punkten dieser Wundermeridiane (WM) sind je zwei als Schlüsselpunkte ausgezeichnet. Sie stellen die funktionelle Beziehung zu den zugehörigen klassischen Meridianen her: der Befehls- oder Meisterpunkt ist der Eröffnungspunkt eines Wundermeridians, der Koppelungspunkt schließt als Endpunkt den Wundermeridian ab. In der Fibel werden nur diese beiden Punkte als wichtigste berücksichtigt. Je ein Befehls- und ein Koppelungspunkt liegen auf den Meridianen II, III, IV, V, VI, VII, IX und XII. Sie decken sich mit bereits bekannten Punkten der betreffenden Meridiane. Zu beachten ist, daß der zu einem Befehlspunkt gehörende Koppelungspunkt nicht auf dem gleichen Meridian liegt, und daß jeder Befehlspunkt zugleich als Koppelungspunkt eines anderen WM dient. Es kommen daher nur 8 Wunderpunkte mit je zwei verschiedenen Funktionen in Betracht. Aus der Zugehörigkeit der WM zu den klassischen Meridianen ergibt sich weiterhin, daß es 4 Yang-WM und 4 Inn-WM gibt. Folgende Übersicht mag obige Ausführungen verdeutlichen:

	zum Befehlspunkt	gehört	der Koppelungspunkt
Yang	II/3	(identisch mit XIV)	III/62
	III/62		II/3
	VI/5		VII/41
	VII/41		VI/5
Inn	IV/6		IX/7
	IX/7	(identisch mit XIII)	IV/6
	V/6		XII/4
	XII/4		V/6

	zum Befehlspunkt		gehört	Koppelungspunkt
Yang	II/3	(= XIV)	„	III/62
	III/62		„	II/3
Inn	IV/6		„	IX/7
	V/6		„	XII/4
Yang	VI/5		„	VII/41
	VII/41		„	VI/5
Inn	IX/7	(= XIII)	„	IV/6
	XII/4		„	V/6

Wann werden die Wunderpunkte angewandt?

- **Wenn besonders schwere Fälle vorliegen und wir die allgemeine Wirkung der Akupunktur verstärken wollen, oder wenn sich nach einer klassischen Nadelung kein Erfolg einstellen will. Wir verwenden zunächst die durch die P. D. geforderten Punkte, dann den zugehörigen Befehls-P. und zuletzt den Koppelungs-P.**

- Wir stechen zunächst den Befehlspunkt des einzusetzenden WM. Danach die durch die PD geforderten Punkte oder andere symptomatische Punkte. Schließlich wird die Sitzung abgeschlossen durch Nadelung des Kopplungspunktes.

Ob ein WM in tonisierender oder dispersierender Weise angewandt wird, richtet sich nach der Art der Erkrankung und dem Pulsbefund (siehe unter 3.).

Wir haben im Meridianteil (Teil B.) am Schluß der Ausführungen bei jedem in Frage kommenden Meridian den Befehlspunkt und den Koppelungspunkt des dazugehörenden WM angegeben.

Für den Anfänger dürfte es ratsam sein, zunächst einige Zeit ohne Berücksichtigung der WM zu arbeiten. Vor allem sind sie nicht so aufzufassen, daß der Behandler ohne Anwendung der klassischen Meridiane nur mit den WM arbeiten und damit alles erreichen kann. Man gebraucht sie im allgemeinen nur zu den o. a. Zwecken.

(Im neuen Text zu den Bildtafeln finden Sie Kurzinformationen über die Indikation der WM bei den Meridianen, die den jeweiligen Meisterpunkt enthalten)

b. Die Akupunkturpunkte s. S. 19. Bischko

Auf jedem Meridian gibt es 6 Standardpunkte, die spezielle, den Meridian und das von ihm regierte Organsystem beeinflussende Wirkungen haben.

Hauptpunkte

a) Tonisierungspunkte dienen zur Heraufsetzung der Pulsqualität, zur Energiezunahme und damit zur Stärkung des dazugehörenden Organsystems bei Schwächezuständen.

b) Dispersierungspunkte (Sedativpunkte) werden bei Überfülle eines Meridians benutzt. Sie bewirken eine Herabsetzung der Pulstension, also eine Energieabnahme und damit eine Beruhigung des beeinflußten Organsystems.

Spezialpunkte

c) Quellpunkte besitzen beide Regulationsmöglichkeiten, können also zur Verstärkung der Wirkungen von a) und b) benutzt werden.

d) Unterstützungspunkte (Zustimmungspunkte) liegen alle auf dem Blasenmeridian und zwar paravertebral. Sie werden in die Behandlung mit einbezogen, wenn zugleich eine Ausscheidungsschwäche des Harnsystems (mit der Vorniere im Sinne Vollhardts) vorliegt (s. Teil B. III, am Schluß zusammengestellt). Bischko ×

e) Alarmpunkte rufen durch ihre Schmerzhaftigkeit auf Druck oder spontan bereits frühzeitig die Aufmerksamkeit sowohl des Kranken wie auch des Behandlers hervor und sind somit ein wertvolles diagnostisches Hilfsmittel. Sie können in die Behandlung durch Dispersierung einbezogen werden (s. Tafel XV).

f) Passagepunkte (Durchgangs- oder Lo-Punkte) leiten die Lebensenergie, die im Körper kreist, von einem Meridian zum anderen über. Sie werden immer im dispersierenden Sinne gebraucht! Durch Behandlung dieser Punkte kann eine Stauung der Energie in einem Meridian abgeleitet werden, aber nur dann, wenn ein Energiegefälle pulsmäßig festzustellen ist. Wenn zwei zusammengehörige Meridiane (s. Pulsdiagnose), z. B. VII und VIII, große Pulsdifferenzen zeigen, wird der Passagepunkt des zu starken Meridians dispersiert und damit die Überfülle auf den schwächeren Partner übergeleitet.

g) Komplementärpunkte (symptomatische Punkte) können je nach Fall tonisiert oder dispersiert werden. Wir wenden sie an, wenn bereits Krankheitszustände festgestellt wurden. Liegt Schwäche vor, werden sie tonisiert, bei Überfunktion dispersiert.

Die Feststellung, wann und wie man die Energie in d. einzelnen Meridianen regulieren muß, liefert die Pulsdiagnose.

3. Die Behandlung

a. Vorbereitung

Vor Beginn der Behandlung muß der Patient zuerst beruhigt werden, u. U. durch einige Tiefatemübungen. Er muß sich dann auf die Behandlung konzentrieren, eine Anamnese darf ihn nicht aufregen. Kalte Hände wärmt man am besten durch kurze Rotlichtbestrahlung an. Selbstverständlich soll das Sprechzimmer gegen störende, ablenkende Geräusche geschützt sein. Sehr wichtig ist, daß der Patient Vertrauen zum Behandler hat, dessen Wesen Ruhe ausstrahlen und Hilfsbereitschaft erkennen lassen soll.

b. Pulsdiagnose

Technik der Pulsfühlung

Die Pulsdiagnostik erfolgt am Radialispuls beider Hände und zwar stellt man nicht die Frequenz, sondern das Volumen von 12 verschiedenen Pulsen fest. Die Pulsfühlung erfolgt in der Weise, daß man die drei mittleren Finger senkrecht mit der Fingerkuppe auf die Radialisrinne setzt, den 1. Finger in die Lücke zwischen Endpunkt der Speiche und Handwurzelknochen, die anderen Finger unmittelbar lose daneben. Man fühlt dann, indem man die Finger nacheinander fest auf ihre Position auflegt, (den vorher getasteten Puls wieder locker lassen!) ohne das Gefäß abzudrücken, an drei Stellen drei verschiedene Spannungen. Jede Position gehört zu einem bestimmten Meridian und gibt Auskunft über seine Energiefülle oder -leere, je nachdem ob der Puls stark oder schwach zu fühlen ist. So tasten wir an jeder Hand drei tiefliegende Pulsstellen und diagnostizieren den Energiezustand von sechs Meridianen. Schwächen wir nun den Druck der Finger soweit ab, daß die Pulsstelle eben noch berührt wird, bemerken wir eine ganz andere, keineswegs immer geringere Spannung. Damit haben wir von weiteren sechs Meridianen die Qualität festgestellt.

Die oberflächlich, lose getasteten Pulse beziehen sich auf die Yang-Meridiane, die tiefgelegenen, fest gefaßten Pulse gehören zu den Inn-Meridianen. Aus folgender Tabelle ist zu ersehen, welchen Meridianen die einzelnen Pulspositionen entsprechen.

	linke Hand (Yang)		rechte Hand (Inn)	
	Inn fest gefaßt	Yang lose gefaßt	Inn fest gefaßt	Yang lose gefaßt
1. F.	I = H	II = Dü	IX = Lu	X = Di
2. F.	VIII = Le	VII = Gbl	XII = MP	XI = Ma
3. F.	IV = Ni	III = Bl	V = KS	VI = DE

Für jeden Patienten halte man ein solches Schema bereit, in das die getasteten Tensionsstärken einzutragen sind. Den Normalpuls bezeichnet man am besten mit O, die größere Spannung mit +, ++, +++, die geringere mit —, ——, ———. Die Beurteilung der Pulse kann naturgemäß nur relativ erfolgen. Zweckdienlich dürfte es sein, zu Beginn der Behandlung den Blutdruck des Patienten zu messen. Bei Hypotonie wird man den O-Punkt der Pulsstärke tiefer ansetzen als bei normalem oder erhöhtem Blutdruck.

An Hand der Aufzeichnungen kann der Behandler sofort den Zustand des Patienten beurteilen und das Krankheitsbild später jederzeit rekonstruieren.

1. Pulsus pollicaris
2. Pulsus clusalis
3. Puls. pedalis

Pulsstellen

Der Behandler muß natürlich ein feines Tastgefühl entwickeln, um die oft nur geringen Differenzen der Pulsqualitäten zu unterscheiden. Trotzdem ist die Pulsdiagnose zunächst für den an klinische Diagnostik gewöhnten Behandler schwierig, da ihr keine feste Norm zugrunde liegt; sie ist subjektiv und relativ zu werten, gibt aber durch die Relation der Pulse untereinander doch wieder in gewisser Weise ein objektives Bild von der Gesamtsituation des Patienten.

Diagnostische Bedeutung

Für die Auswahl der Punkte ist allein die Qualität der Pulse entscheidend. Das Indikationsverzeichnis unter D. soll nur mögliche Hinweise geben, um dem klinisch geschulten Behandler im Anfang die Arbeit zu erleichtern.

Nach Soulier de Morant geben die Pulse an:

a) das erkrankte Organsystem und den zugehörigen Meridian

b) die Feststellung, daß ein Organsystem, das zu schwach reagiert, gekräftigt, also tonisiert, das zu stark sich erweist, beruhigt, dispersiert werden muß.

weicher, schwacher Puls	=	Energie-Leere = Inn-Zustand
weicher, starker Puls	=	Entzündungen = Yang-Zustand
voller, harter Puls	=	Energie-Überfülle, Hyperfunktion
dünner, feiner Puls	=	Insuffizienz

Vergleicht man die lose gefaßten Pulse insgesamt mit den festgefaßten beiderseitig, so zeigt sich beim Überwiegen der lose gefaßten eine Herrschaft des Yang, umgekehrt ein Dominieren des Inn. Auch eine Ungleichheit der Pulse beider Hände kann das Yang-Inn-Verhältnis anzeigen: Überwiegen die Pulse der linken Hand (Yang-Hand) die der rechten, so ersehen wir daraus eine Vorherrschaft des Yang-Prinzips, erscheinen die Pulse der rechten Hand (Inn-Hand) stärker betont als die der linken, so bedeutet das ein Überwiegen des Inn-Prinzips. Diese Unterschiedlichkeit der Yang- oder Inn-Tendenz kann noch im Rahmen eines konstitutionellen Typus liegen, im Krankheitsfalle jedoch muß eine solche Verschiebung pathologisch gewertet und entsprechend ausgeglichen werden.

Die auf gleicher Pulsstelle an beiden Händen zu tastenden Meridiane stehen untereinander in Wechselbeziehung: Mann-Frau-Regel, links bedroht rechts. Wenn z. B. I erkrankt ist, so ist IX gefährdet, wenn VII erkrankt, wird XI in Mitleidenschaft gezogen. Diese Regel muß sowohl diagnostisch wie auch therapeutisch beachtet werden (s. Schema).

Anwendung

Vor der Behandlung ist es ratsam, alle am Körper befindlichen Narben und Muttermale, wenn diese auf einem Meridian liegen, in Richtung des Meridianverlaufs mittels eines Silberpflasters zu überbrücken, um ihn für die Lebenskraft wieder durchgängig zu machen. Danach kann sich in manchen Fällen der Radialispuls schon ändern, da die gestörte Leitung wiederhergestellt wurde.

Auf Grund der durch die Pulsdiagnose gewonnenen Übersicht wird nun durch Einwirken auf die Punkte ein Ausgleich der verschiedenen Pulsstärken herbeigeführt, und zwar werden die zu schwachen Pulse tonisiert, die zu starken dispersiert. Dabei müssen diese Punkte genau fixiert werden. Die Tonisierung erfolgt durch Einstechen einer Gold- oder Kupfernadel, die Dispersierung durch Einstechen einer Silber- oder Stahlnadel.

Die Nadeln werden an den einzelnen Stellen verschieden tief eingestochen, in der Regel 2 bis 10 mm, je nach Lage des Punktes und der Konstitution des Patienten. So wird man den nervösen, grazilen Menschen weniger tief stechen als den robusten Körpermenschen, bei Ischias und Lumbago entsprechend noch tiefer.

Durchweg bleiben die Nadeln 2 bis 5 Minuten lang, unter Umständen aber auch noch länger, stecken. Maßgebend für den richtigen Zeitpunkt ihrer Entfernung ist die leichte Ablösbarkeit aus der Haut. Das kann oft bis zu einer Stunde dauern. Goldnadeln sitzen länger als Silbernadeln, bis sie von der Haut freigegeben werden, tiefer eingesetzte Nadeln lösen sich nicht allein, Pulskontrolle ist erforderlich. Die Nadel sollte beim Tonisieren entsprechend dem Energiekreislauf, beim Dispersieren umgekehrt gerichtet sein. Sind die Punkte schmerzhaft, ohne Alarmpunkte zu sein, so wird empfohlen, Novocain 1 % oder Impletol an dieser Stelle zu injizieren, wodurch ein Reiz auf den Punkt ausgeübt werden kann.

Ernst Busse hat gefunden, daß in vielen Fällen die Nadelung durch Anwendung einer Gold-, Kupfer-, oder Silber f o l i e ersetzt werden kann. Sie wird auf einen etwas größeren, 2½ cm breiten und 3 bis 4 cm langen Leukoplaststreifen gelegt und auf dem zu behandelnden Punkt, befestigt. Das Pflaster bleibt mehrere Tage liegen. Dieses Verfahren hat verschiedene Vorteile: Einmal braucht man den Punkt nicht so genau zu treffen wie mit der Nadel. Ferner ist jeglicher Schmerz ausgeschaltet, was bei empfindlichen Patienten, besonders bei Kindern, von Vorteil sein dürfte. Die Wirkung dieser Metallfolienpflaster ist durch Dauerwirkung in manchen Fällen der Nadelung überlegen.

Eine weitere Art der Einwirkung auf die Akupunkturpunkte stellen die M o x e n dar. Man bringt pulv. Artemisia vulgaris in die Öffnung eines Metallstückes, das auf den zu behandelnden Punkt gelegt wird und bringt das Pulver zur Entflammung. Die Moxen sind (nach Morant) nur dann wirksamer als die Nadelungen, wenn sie häufig wiederholt werden. Indiziert sind sie bei schwacher Reaktionslage des Kranken, nicht zu verwenden sind sie bei Fieber, Entzündungen, Kongestionen. Es genügt jedoch, wenn man zur Reizung des Punktes sich eines in kochendes Wasser getauchten Metallstücks bedient.

Anstatt der Moxen kann man auch Impletol, Plenosol, Eigenurin, Eigenblut oder Aglusil nehmen.

Auch haben wir versucht, in die festgestellten Punkte anstatt der Nadelung oder gar der Moxen das in Frage kommende homöopathische Medikament zu i n j i z i e r e n und konnten dabei ebenfalls gute Erfolge feststellen.

Grundsätzlich gilt: Entzündung und Schmerz als Yangzustände werden dispersiert; Gefühlstaubheit, schmerzlose Schwellung, Eiterung sind Innzustände und werden tonisiert. Bei jeder schmerzenden Wunde zuerst den über die Wunde laufenden Meridian dispersieren, eventuell den Passage-(Lo)Punkt hinzuziehen.

Eine solche Behandlung erfolgt in 2 Phasen:

1. In die entzündeten, geröteten, geschwollenen Gewebspartien je eine Silbernadel, in die nicht entzündeten, aber geschwächten, eingesunkenen je eine Goldnadel setzen.

2. Wenn die beabsichtigte Wirkung erreicht ist, in die gleichen Stichstellen mit umgekehrter Nadelart weiterbehandeln. Hier gilt ganz besonders der Grundsatz, daß die Nadeln so lange stecken bleiben, bis sie sich leicht herausziehen lassen. Die weitere Akupunkturbehandlung richtet sich nach dem Radialisbefund. Sie ist erst dann als beendet anzusehen, wenn die Pulse untereinander ausgeglichen worden sind.

Hervorzuheben wäre noch, daß bei Lähmungen an den Extremitäten zuerst das gesunde Glied und dann das kranke behandelt werden muß. Professor Scheidt in Hamburg ist der Ansicht, daß bei bilateraler Behandlung sich die Wirkung noch sicherer gestalten läßt.

Die Chinesen versuchen mit möglichst wenig Nadeln auszukommen. Nach Niboyet schwankt die Anzahl der notwendigen Sitzungen, je nach Art und Dauer der Krankheit, zwischen drei bis zwanzig. Er legt zwischen die einzelnen Sitzungen eine Pause von acht Tagen. Bei Besserung nicht die gleiche Stelle noch einmal behandeln!

Dr. Bischko hat drei Reaktionstypen festgestellt: a. starkes Ansprechen bei Menschen im Yang-Zustand, b. bei kurzzeitiger Behandlung oft Verschlechterung des Leidens im Inn-Zustand und c. eine Reaktionsstarre, die schwer zu behandeln ist und nicht selten ein Zurückgreifen auf die Wundermeridiane notwendig macht.

Eine Verstärkung der Akupunkturwirkung läßt sich dadurch erzielen, daß man die Nadeln nach der Entfernung über einer Flamme kurz erhitzt und dann in die gleiche Stelle wieder einsticht. (Isopathische Stichimpfung. Näheres über isopathische Heilwirkung in »Busse, Isopathia«).

Die rätselhaft erscheinenden, oft spontanen Heilwirkungen der AP finden vielleicht darin eine Erklärung, daß nach Ansicht der Chinesen die Haut als verlängerter Teppich des Gehirns angesehen wird.

4. Die Elementenlehre

Anders als wir Europäer, die aus der griechischen Antike die 4 Elemente Feuer, Wasser, Luft und Erde und die von Hippokrates darauf gegründete Humorallehre in unser Kulturgut übernommen haben, kennen die Chinesen 5 Elemente: Holz – Feuer – Erde – Metall (unsere Luft) – Wasser. Die Erde steht in dieser Reihe in der Mitte und hat von hier aus – wie wir später sehen werden – auch eine besondere Bedeutung.

Es soll und kann hier nicht auf die vielfältigen geistigen Verbindungen der Elemente und ihre Ursprünge in der chinesischen Naturphilosophie eingegangen werden. Es genügt für den Anfang, einige Grundregeln der therapeutischen Anwendung kennen zu lernen.

Die 5 Elemente stehen in einem Energiekreislauf zu einander in Beziehung und zwar auf zwei verschiedenen Ebenen. Die erste betrifft eine bestimmte hierarchische Ordnung, indem ein Element aus dem anderen als »Kind« entspringt. So ist Holz das Kind von Wasser, Feuer das Kind von Holz, Erde das Kind von Feuer, Metall das Kind von Erde und Wasser das Kind von Metall. Dementsprechend ist Holz die Mutter von Feuer, Feuer die Mutter von Erde, Erde die Mutter von Metall, Metall die Mutter von Wasser, Wasser die Mutter von Holz. Auf diese Weise kann jedes Element Mutter oder Kind sein, je nachdem in welcher Beziehung es gesehen wird. Man kann diesen Kreislauf der Energie den familiären nennen, der im Sinne von Geben und Nehmen funktioniert. Die Mutter gibt dem schwachen Kind Kraft, das Kind nimmt von der Mutter überschüssige Energie weg. Das ist die ursprüngliche Mutter-Kind-Regel.

1. Regel

Die andere Ebene betrifft eine oppositionelle Beziehung der Elemente. Hier kommt ein gewisses autoritäres Prinzip zum Ausdruck, indem ein Element das andere zu unterdrücken sucht, umgekehrt wird bei zu wenig »Autorität« das »Untergebene« zu stark. Bei diesem Prin-

zip, das die Chinesen »Sieg und Niederlage« nennen, wird in der vorgegebenen Reihenfolge des Energiekreislaufs jeweils ein Element übersprungen: Holz besiegt Erde, Erde besiegt Wasser, Wasser besiegt Feuer, Feuer besiegt Metall, Metall besiegt Holz.
Im Krankheitsfall ist also zunächst zu fragen, von wo die Gefahr kommt. Man muß jeweils entgegen dem Uhrzeigersinn fahnden.

B e i s p i e l : eine schwache Erde wird von einem zu starken Holz unterdrückt, ein schwaches Wasser von einer zu starken Erde.

Umgekehrt kann ein zu starkes Element durch eine zu schwache Opposition nicht gezügelt werden.

B e i s p i e l : einer zu starken Erde steht von Seiten ihrer Opposition zu wenig »Autorität« gegenüber, Holz ist zu schwach, um Erde zu bändigen.

Die therapeutische Konsequenz, die daraus zu ziehen ist, heißt: Behandle zunächst das oppositionelle Element, um ein Gleichgewicht der Kräfte wiederherzustellen.

Als zweiter therapeutischer Schritt wird der Energieausgleich im familiären Mutter-Kind-Verhältnis hergestellt.

B e i s p i e l : Wasser ist zu schwach, Wasser soll behandelt werden. Erde ist stark. Behandle zuerst Erde, um Wasser zu entlasten, hole dann Energie von Metall, der Mutter von Wasser. Dieses ist die Grundregel für die Elementenbehandlung.

Wie aber finden wir die richtigen Punkte? Dazu müssen zuerst die Elemente den sie vertretenden Meridianen zugeordnet werden. Jedes Element wird durch einen YIN- und einen YANG-Meridian vertreten. Zum Holz gehören die Meridiane Le (VIII) und Gbl (VII). Zum Wasser gehören die Meridiane Ni (IV) und Bl (III). Zum Metall gehören die Meridiane Lu (IX) und Di (X). Die Erde wird durch die Meridiane MP (XII) und Ma (XI) vertreten.

Da wir aber 12 Meridiane haben und nur 5 Elemente, muß eines von ihnen doppelt besetzt werden: das Feuer wird durch 4 Meridiane vertreten. Wir unterteilen Feuer 1 und Feuer 2. Zum Feuer 1 gehören die Meridiane H (I) und Dü (II), zum Feuer 2 die Meridiane KS (V) und 3E (VI). Diese Unterteilung in Feuer 1 und 2 hat aber nur pulsdiagnostischen Wert mit der daraus sich ergebenden therapeutischen Konsequenz. Bei der Anwendung der Grundregel ändert sich nichts, Feuer bleibt immer Feuer.

Um noch differenzierter arbeiten zu können, enthält jeder zu einem Element gehörende Meridian auch Punkte, die zu anderen Elementen gehören. Mit anderen Worten, jeder Meridian hat außer seinem das Element kennzeichnenden Pén-Punkt auch Punkte aller übrigen Elemente in sich, die sozusagen die Verbindung zu diesen herstellen. Sehen wir uns das im Bild an, dann wird sogleich die Bedeutung dieser Anordnung klar. Die Pfeile weisen daraufhin, von wo die Gefahr kommt. Und um dieses Bild noch deutlicher zu machen, tragen Sie die zu den Elementen gehörenden Farben hier richtig ein; die Verbindungslinien führen Sie automatisch dahin, wenn Sie die Regeln beachten. (Um es Ihnen zu erleichtern, und Sie vor Irrtümern zu bewahren, setzen wir in die Kreise den jeweiligen Kennbuchstaben: H = Holz, F = Feuer, E = Erde, M = Metall, W = Wasser.

W = Wandlungsphasen

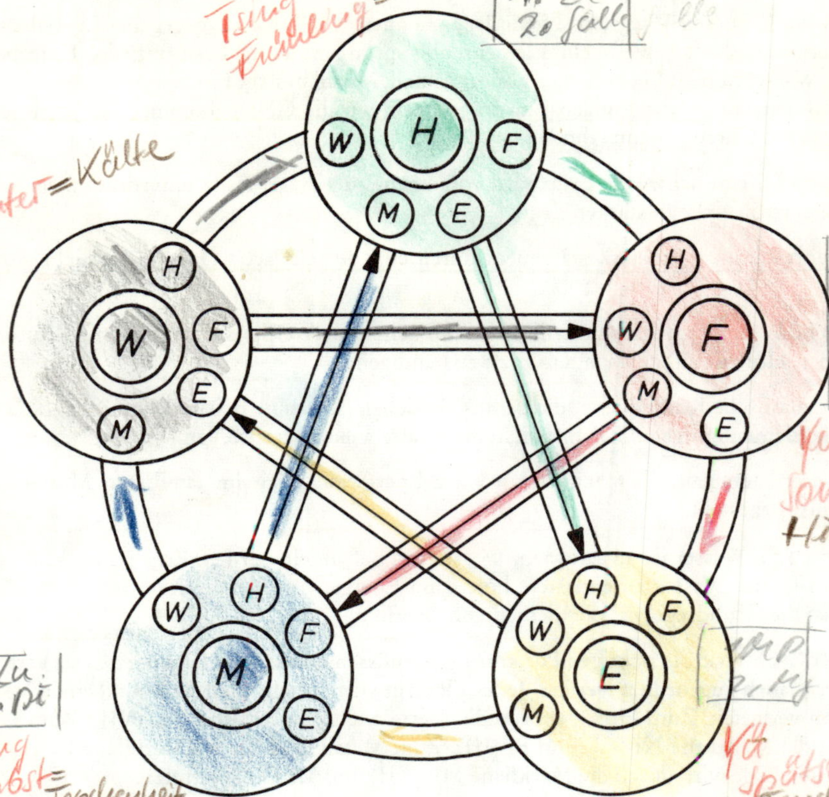

Die praktische Ausführung der Elementenbehandlung hat – wie alle anderen Regeln der klassischen Akupunktur – die PD als Grundlage. Durch PD werden die verschiedenen Völle- und Leere-Zustände des Patienten festgestellt. Tritt dabei ein Pulspaar besonders hervor – durch allgemeine Leere oder Völle von YANG- und YIN-Meridian – dann wird dieses Element als das »Leidende« nach den o. a. Regeln behandelt.

2. Regel

B e i s p i e l : Wasser-Element ist in beiden Meridianen (Ni-IV und Bl III) zu schwach. Die Gefahr kommt von der Erde, die das Wasser unterdrückt. Behandle also den Pén-Punkt des Erdelementes und zwar denjenigen, der am stärksten ist (Ma–XI oder MP–XII). Dazu kann, um die Wirkung zu verstärken, der Erdpunkt im erkrankten Wasser-Element gestochen werden. Hier nimmt man den Meridian, der am schwächsten ist (Ni–IV oder Bl III). Man kann also ohne weiteres von YIN auf YANG überwechseln, wenn die Pulse es so verlangen.

Nun kommt die zweite Phase der Elementenlehre, die Mutter-Kind-Regel. Da es sich bei unserem Beispiel um einen Schwächezustand handelt, muß in diesem Fall die Mutter um Hilfe gebeten werden, also das Metall-Element (Lu–IX oder Di–X). Da wir viel Energie brauchen, wählen wir auch hier wieder den stärkeren Meridian und stechen seinen Pén-Punkt. Dazu wieder zur Verstärkung der Wirkung den Metallpunkt in unserem kranken Wasserelement, ebenfalls den des schwächeren Meridians. Damit ist die Elementenbehandlung abgeschlossen.

Manchmal ergibt es sich aus dem Pulsbild, daß die Behandlung des schwächsten Elementes nicht günstig ist, weil die Pulse nicht den notwendigen Energieausgleich möglich machen. Dann suche das Element, das allgemein als zu stark erscheint.

x: geht wiederum jeweils aus der Pulsdiagnose hervor.

Beispiel: Holz ist in beiden Meridianen zu voll (Le–VIII und Gbl–VII). Behandle zuerst die Opposition, also den Pén-Punkt des Metallelementes und wähle denjenigen Meridian, der der schwächere ist (Lu IX oder Di–X). Dazu den Metallpunkt im erkrankten Holzelement und zwar den des stärkeren Meridians (Le VIII oder Gbl VII). Damit wird das Kräftegleichgewicht erst einmal ausgeglichen.

Nun muß die gestaute Völle unseres kranken Elementes an das Kind weitergegeben werden. Wir behandeln also den Pén-Punkt des Feuerelementes und zwar den Meridian der am meisten Energie aufnehmen kann, also pulsdiagnostisch am schwächsten ist. Hier stehen uns sogar vier Meridiane zur Verfügung, nämlich H–I, oder Dü–II oder KS–V oder 3E–VI. Danach kann noch der Feuer-Punkt des erkrankten Holzelementes gestochen werden, und zwar wählen wir denjenigen Meridian, der am stärksten ist (Le VIII oder Gbl VII).

Die Elementenpunkte finden Sie schnell, wenn Sie sie im Klappentext zu den Tafeln mit ihrer Kennfarbe gekennzeichnet haben. Sie können sie auch in den Tafeln selbst mit den Elementenfarben ausmalen.

5. Die Barrieren

Auf der Tafel 17 finden Sie eine Übersicht über alle Elementenpunkte und erkennen daraus, daß sie eine besondere Anordnung einhalten, im YIN eine andere als im YANG. Jeweils 3 Meridiane koppeln ein Element zu einer Barriere. So ergeben sich an den vier Extremitäten 5 YIN-Barrieren und 5 YANG-Barrieren. Auf den YIN-Meridianen ist die Reihenfolge vom distalen Ende der Extremitäten Holz–Feuer–Erde–Metall–Wasser. Auf den YANG-Meridianen gilt eine andere Reihenfolge: Metall–Wasser–Holz–Feuer–Erde. Hier aber ist zwischen Wasser und Holz eine zusätzliche Barriere eingefügt: die Quellpunkte. Die Quellpunkte stehen in enger Beziehung zum Erdelement und tragen deshalb auch die gelbe Farbe. Bei den YIN-Meridianen sind Erd- und Quellpunkte identisch.

Wenn Sie auch hier die Kennfarben der Elemente sowohl in die Zahlenkästchen als auch in die Tafeln eingetragen, haben Sie eine klare Übersicht über die Elementen-Barrieren. Auch für die Barrieren gibt es besondere Behandlungsregeln. Ihre einfachste Form soll hier kurz beschrieben werden.

Die YIN- und YANG-Barrieren werden in den einzelnen Etagen zusammengefaßt und mit bestimmten Namen versehen: TSING – YUNG – YÜ – KING – HO (von distal nach proximal). Jede Barriere hat eine besondere Indikation.

TSING	=	Stauungszustände, Plethora
YUNG	=	hitzige, fiebrige Erkrankungen
YÜ	=	schmerzhafte, rheumatische, neuralgische Zustände mit Schwere und Lähmigkeit
KING	=	anfallsartige Krankheitserscheinungen, wechselnde Zustände
HO	=	Schwächezustände, reaktionsarme Typen

Die Quellpunkte können in besonderen Fällen von hormonell-vegetativen Dysregulationen herangezogen werden, sowohl im YIN wie im YANG.

Man sticht aber nun keineswegs alle Punkte einer indizierten Barriere, sondern lediglich diejenigen, deren Meridiane durch PD als besonders dysreguliert hervortreten, also die besonders schwachen und die besonders starken. Man achte darauf, daß möglichst sowohl YIN- wie YANG-Meridiane benutzt werden.

Aus den Zahlenkästchen können leicht die zu behandelnden Punkte abgelesen werden.

6. Die »Chinesische Organuhr«

a. Bedeutung und Gebrauch

Sie zeigt zunächst an, in welcher Reihenfolge die Lebenskraft die einzelnen Meridiane durchflutet. Nach Ansicht der klassischen chinesischen Medizin wird jeder Meridian während der 24 Stunden des Tageslaufs für ca. zwei Stunden in verstärktem Maße von der Lebensenergie erfüllt. In dieser Zeit sind alle Funktionen, die dieser Meridian beeinflußt, erhöht und Krankheiten, die dieses Organsystem befallen haben, zeigen dann ihre stärksten Symptome. Dementsprechend kann auch die AP-Behandlung in diesen Zeiten besonders günstig wirken. Der Energieumlauf und seine dynamische Auswirkung auf die Meridiane wird in der Organuhr graphisch dargestellt. Beginnend mit Lu, dessen Maximalzeit von 3^h–5^h liegt, folgt Di von 5^h–7^h u. s. f. Die Anregungszeiten liegen je zwei Stunden später, also Lu 5^h–7^h, Di 7^h–9^h u. s. f. Es muß immer die Ortszeit gerechnet werden, die für Westdeutschland 1/2 Stunde früher ist (s. Brodde a. a. O.).

Während der Maximalzeiten werden vor allem Yang-Zustände beeinflußt, also eine Beruhigung oder Dämpfung überschießender Energien bewirkt. Ist während dieser Zeit zur Erfüllung der vom Biorhythmus geforderten Funktionen nicht genügend Energie vorhanden, so kann dieser Zustand nicht durch einfache Tonisierung des betroffenen Meridians aufgefüllt werden, sondern es müssen besondere Regeln beachtet werden.

b. Besondere Fälle

Mutter-Sohn-Regel. Diese Regel besagt, daß man einen Meridian auch über seinen im Energiekreislauf vorangehenden (Mutter) oder den ihm folgenden (Sohn) behandeln kann. Und zwar wird bei Insuffizienz eines Meridians die Mutter tonisiert und der Sohn dispersiert. Auf diese Weise kann die zu schwache Energie angestaut werden. Umgekehrt wird bei Überfülle eines Meridians der Sohn tonisiert und die Mutter dispersiert. Dadurch wird die gestaute Energie beschleunigt abgeleitet (über den Sohn) und die nachfolgende in dem vorangehenden (Mutter) zurückgehalten, womit eine Entlastung erreicht wird.

Beispiel: a) VIII ist durch PD als zu schwach erkannt. Tonisiere VII und dispergiere IX.
b) XI ist zu stark. Tonisiere XII und dispergiere X.

Diese Regel kommt zur Anwendung, wenn eine direkte Behandlung eines Meridians nicht nur zwecklos, sondern sogar nachteilig wirken könnte, z. B. bei besonders großer Schwäche oder bei schlecht ansprechenden chronischen Zuständen.

Den in Frage kommenden Meridian kann man dann nur noch im Unterstützungspunkt behandeln, also entweder tonisieren oder dispersieren.

Mittag-Mitternachts-Regel. Ist ein Organsystem erkrankt, (bzw. ein Meridian deregliert) so wird auch immer der in der Uhr gegenüberliegende Meridian bedroht, also der um 12 Stunden später von der Energie durchflutete. So muß z. B. bei einer Affektion des IX auch auf die Funktion des III geachtet werden oder bei einer Erkrankung des I auch der um 12 Stunden später liegende VII kontrolliert und behandelt werden.

Bruder-Schwester-Regel. Die in Richtung des Uhrzeigers in der Organuhr nebeneinanderliegenden Yang- und Inn-Meridiane stehen in enger Beziehung zueinander. So bilden z. B. I und II, III und IV, VII und VIII, XI und XII Paare, die funktionell und pathologisch zusammen gesehen werden können. Wenn also ein Organ erkrankt ist, wird das andere in Mitleidenschaft gezogen. Es muß daher bei I auch II, bei IX auch X, bei III auch IV mitbehandelt werden.

Die auf gleicher Pulsstelle an beiden Händen zu tastenden Organe gleicher Art, also entweder Yang- oder Inn-Organe, stehen untereinander in Wechselbeziehung. Sie liegen nicht nur auf der gleichen Pulsstelle, sondern sind auch anatomisch benachbart. Wenn also I erkrankt ist, wird IX gefährdet, wenn II erkrankte, ist X in Gefahr. Es ist das die Mann-Frau-Regel. Diese Zusammenhänge sind am besten aus dem Pulsschema zu ersehen. (In dieser Regel ist u. a. eine enge Beziehung zur Homotoxinlehre Reckewegs zu finden).

Folgende Übersicht mag alle Regeln noch verdeutlichen. Der größeren Klarheit wegen sind alle auf I bezogen.

1. Mutter-Sohn:	I geschwächt, wird von XII und II unterstützt.
2. Mittag-Mitternacht:	I gefährdet VII
3. Bruder-Schwester:	I gefährdet II
4. Mann-Frau:	I gefährdet IX (Pulsschema).

Wenn ein Krankheitszustand zu einer bestimmten Tageszeit eine Verschlimmerung zeigt, kann man mit Sicherheit daraus schließen, daß das in der Organuhr für diese Zeit angegebene Organsystem erkrankt ist, auch wenn noch keine anderen diagnostischen Hinweise vorliegen.

Die Verschlimmerungszeit ist zugleich die Stunde, in der das für diese Krankheit passende homöopathische Mittel am besten wirkt.

Schluß

Die Lehre von der Akupunktur zeigt uns Zusammenhänge auf, deren biologische Gesetzmäßigkeiten bisher vielfach nicht erkannt wurden. Dysregulationen, klinisch nicht erfaßbar und daher wenig beachtet, führen früher oder später zu ernsten Schäden, vor allem an den vom Inn beherrschten Organsystemen. Die heutige Medizin behandelt zumeist die

CHINESISCHE UHR

Anregungszeiten

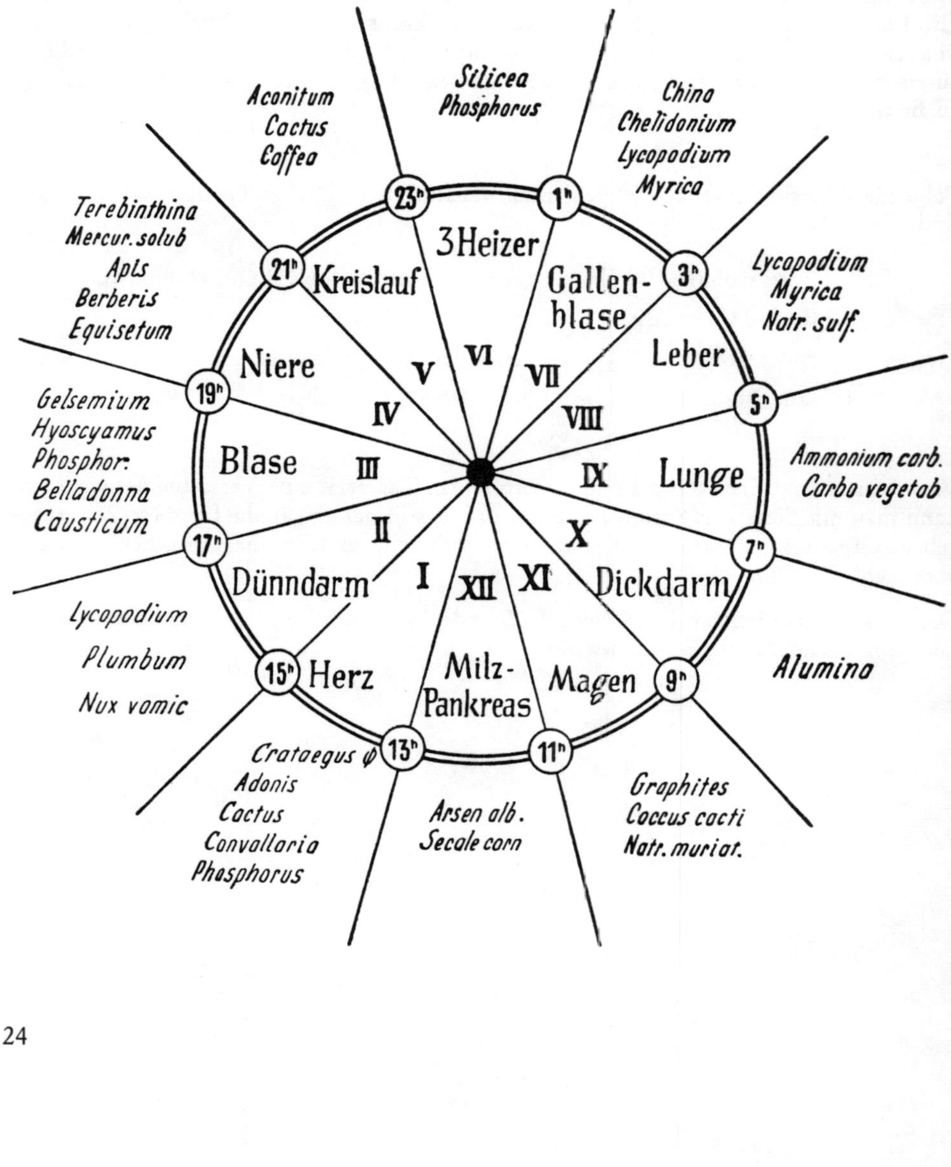

leichter erfaßbaren Yang-Funktionen, während die lebenswichtigen Inn-Haushaltsstörungen lange Zeit unbemerkt und unerkannt bestehen, bis es zu bedrohlichen, oft irreparablen Zuständen kommt. Wir glauben, daß die Akupunktur mit ihren tiefen Einsichten unserem medizinischen Denken neue Impulse geben und Forschungswege eröffnen kann, welche die Arbeit am kranken Menschen zu Erfolgen führt, die bisher nicht für möglich gehalten wurden.

CHINESISCHE UHR

Beruhigungszeiten

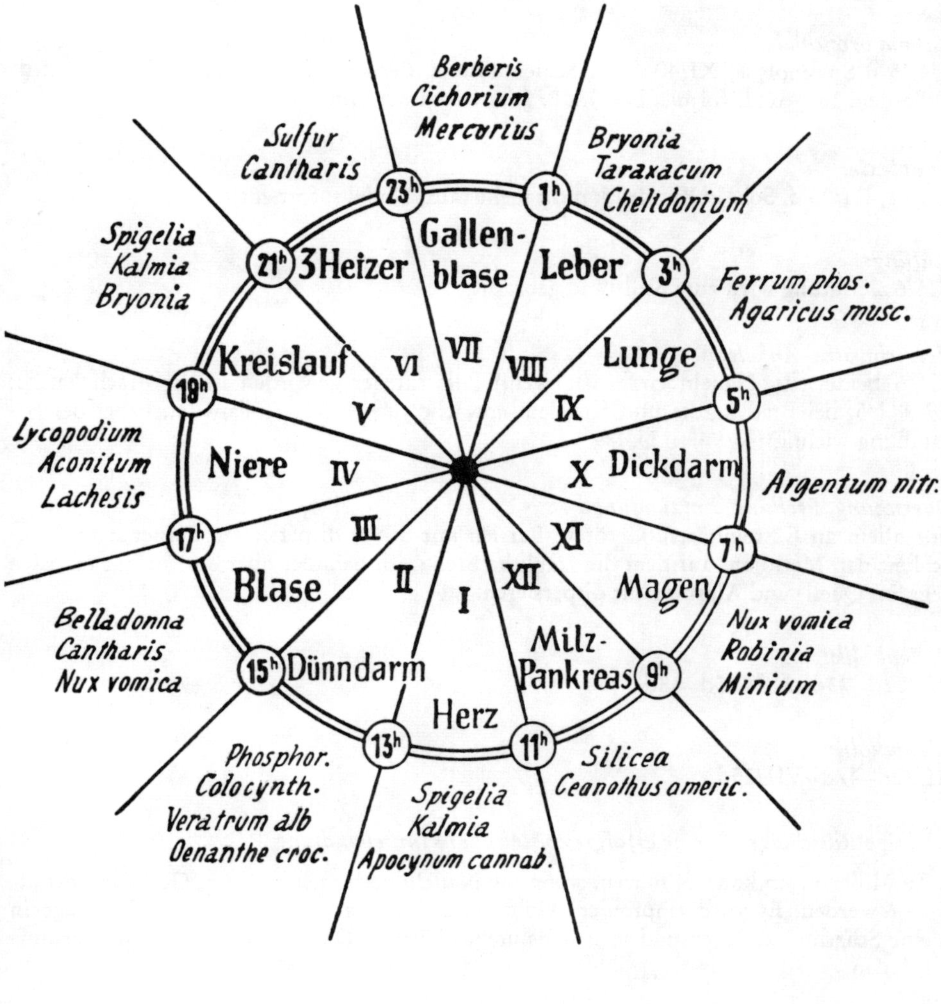

7. Verschiedenes

a. Behandlung dringender Fälle

Appendizitis:

Ca. 3 Querfinger (Fingerbreite des Patienten) unter dem Kniegelenk, am rechten Unterschenkel zur Tibiakante hin, rechtsseitig außen, ein P., der bei Appendizitis druckempfindlich ist. (Man könnte ihn als weiteren Alarmpunkt bezeichnen.) Die Dispersierung dieses Punktes bringt in vielen Fällen ein sofortiges Abklingen der Entzündung mit sich (D. Zeit. f. A. Bd. 5, 1956, Heft 3/4, S. 32.)

Angina pect.:
XI/36 d. Dazu Injektion Acid. formic. D 6, 0,5 ccm in einen durckschmerzhaften P., der am unteren Ende der linken Clavicula liegt. Raucherpunkt! Wichtig für die Diagnose der Coronarinsuffizienz.

Asthma bronchiale:
X/4–5 d Spasmolyse, XI/40 d zur Schleimlösung. Ferner III/54 t; XI/18 d; XIII/12 d. Außerdem Inj. Acid. formic. D 6 im 2. Intercostalraum links.

Apoplexie:
X/15 t; III/23 d. Sobald Blutdruck nicht mehr fällt, Nadel sofort entfernen.

Blutung:
XII/6 t. Blutung wird zum Stillstand gebracht.

Herzschwäche-Anfälle:
XI/36 beiderseits. Nadeln entfernen, wenn Puls ruhiger geworden ist. Bei Tachykardie: I/9 + I/5, bei Bradykardie und Kreislaufschwäche: I/9 + I/7. Kollaps (auch bei der Behandlung wichtig): V/9 + u.U. I/9.

Quetschung, Prellung, Entzündung:
Vor allem an Extremitäten. Gerötete Partien mit Silber dispersieren. Ferner nach Möglichkeit den Meridian, auf dem die fragliche Stelle sich befindet oder der ihr am nächsten liegt, im Quell- und Alarmpunkt dispersieren.

Gallenkolik:
VII/22d–23d–24d–25d–38d.

Nierenkolik:
III/22d–47d–VII/25d.

b. Einige Ratschläge für eine erfolgreiche Akupunkturbehandlung

1. Zu Mißerfolgen kann es führen, wenn die Nadeln nach mehrmaligem Gebrauch »kraftlos« werden. Es wird empfohlen, Gold- und Silbernadeln zusammen einige Tage in eine Schachtel zu legen und mehrmals umzuschütteln. Dadurch werden sie wieder aufgeladen.

2. Es ist angebracht, auf die Stoffwechsellage des Patienten zu achten. Ein Sympathicotoniker mit acidotischer Reaktionstendenz spricht besser auf die AP-Behandlung an als ein Vagotoniker mit alkalischem Blut. Eine Beobachtung ist dabei wichtig: wenn um die Einstichstelle sich eine Rötung, u. U. mit Quaddelbildung zeigt, ist dies ein Zeichen dafür, daß Histamin frei wurde, was nur bei saurer Reaktion erfolgt (Dtsch. Zeitung f. A. P.). Vielleicht ist es erforderlich und möglich, die Stoffwechsellage zu verschieben.

3. Die Punkte müssen genau getroffen werden. Das ist vielfach nicht leicht. Es ist daher dringend zu empfehlen, ein Gerät zu benutzen, das die Punktsuche erleichtert. Der von August Brodde konstruierte und von der Fa. Kindling weiterentwickelte Nervenpunktdetektor hat sich uns als der beste erwiesen. (Siehe Fußnote im Literaturverzeichnis).

4. Ein Gerät zur Applikation der kleinen AP-Nadeln läßt sich leicht herstellen, wenn aus einer Frankschen Nadel das Messer (genau rechtwinklig!) abgefeilt wird. Man setzt die AP-Nadel in die Öffnung hinein und dreht die Stellschraube so weit zurück, bis die Nadel nur noch die beabsichtigte Tiefe des Stichs zeigt. Dann wird die Feder gespannt und die Nadel sinkt tiefer. Nun setzt man die Franksche Nadel fest auf den gewählten Punkt und drückt die Feder ab.

c. *Impletolbehandlung*

Impletol ist ein bekanntes Neuraltherapeutikum. Wie oben bereits erwähnt, verwenden wir es an Stelle schmerzhafter Methoden und zur Verstärkung sowie zur Beschleunigung der Nadelwirkung. Ebenfalls lassen sich tiefer gelegene Schmerzstellen damit erreichen. Ob der Behandler es nun vorzieht, nur den betreffenden Punkt zu behandeln oder einen Kranz von Quaddeln hinzufügen will, muß er von Fall zu Fall entscheiden.

F. Huneke selbst schreibt über das Verhältnis seiner Therapie zur Akupunktur: »Die Akupunktur erzielt meines Erachtens durch Ableitung der elektrischen Potentiale den gleichen Heileffekt wie wir mit der Impletolquaddel, nämlich den Stoß in die Elektronik des vegetativen Nervensystems von bestimmten Punkten der Körperoberfläche aus, denen bestimmte Organe mit ihren krankhaften Veränderungen und Funktionen im Organismus zugeordnet sind. Vielleicht sind mit einer genauen Kenntnis der Akupunktur unter Benutzung der von den Chinesen bereits seit Jahrtausenden gefundenen Punkte auch die Heilwirkungen für Impletol noch zu verbessern«.

d. *Die Weiheschen Schmerz- oder Druckpunkte*

Der deutsche Arzt Dr. Weihe aus Bückeburg stellte am menschlichen Körper eine große Anzahl Punkte fest, die auf Druck schmerzhaft waren, ohne jedesmal AP-Alarmpunkte zu sein. Durch Injektion homöopathischer Mittel in diese Punkte hat de la Fuye versucht, eine besondere Therapie zu schaffen.

Unten nennen wir einige Weihe-Punkte und die dazugehörigen homöopathischen Mittel, die z. T. bereits im Text erwähnt wurden.

zu	III/42	Solidago D6	zu	VII/23	Chelidonium D1–3
		Coccus cacti D3	zu	VII/30	Rhus tox. D3;
zu	V/1	Cactus grandifl. D2			Bryonia D1—3
zu	VI/15	Natr. sulfur. D4			Podophyllum D3

zu VIII/13 Nux vom. D6
6. Chelidonium D2–4
12. Iris vers. D6.
14. Nux mosch. D6
zu IX/5. Agaricus D6
7. Ipecacuanha D4
9. Carbo veg. D2
zu X/4. Hydrastis D2–4
15. Conium D3; Gelsem. D3
XI/10 Gelsemium D1
45 Nux vom. D6
zu XI/14 Arnica D3 r.; Viola tric. D6 r. oder lks.
16 Drosera D6 r.; Spongia D6 lks.
19 Adonis D6 lks.
23 Bryonia D6 r.; Staphisagria D6 lks.

zu XI/25 Berberis D6 r.; Sepia D6 lks.
26. Ignatia D6 r.; Ranunculus D6
27 Acid. phos. D6; Cuprum D6 lks.
29 Juniperus D6 r. u. lks.
30 Ferrum met. D3 r. u. lks.
36 Nux. vom. D6; Arsen alb. D12 r.
zu XII/2 Secale D6; Arsen D12; Kreosot. D6 l. und r..
5 Chin. ars. D4; Cedron D3 r.

Diese Mittel können anstatt oder neben Impletol-Anwendungen an Schmerzpunkten injiziert werden.

x s. Büchko S. 25

II. Neue Forschungen auf dem Gebiet der Akupunktur

Im Jahre 1961 stellte der koreanische Professor Kim Bonghan mit seinem Forscherteam im menschlichen Körper elektronisch und morphologisch ein viertes Leitungssystem fest, das sich auch funktionell von den drei bekannten Systemen unterscheidet. Es besteht aus den Corpuskeln, den Kanälen und einer Flüssigkeit. Alle drei Objekte wurden zu Ehren des Entdeckers mit seinem Namen bezeichnet. Zwei Arten dieser Körperchen wurden gefunden. Die einen liegen unter der Oberhaut, und ihre Lage entspricht genau den AP-Punkten. Sie sind durch Kanäle miteinander verbunden, die wieder mit dem Verlauf der Meridiane übereinstimmen. Darin fließt die Bonghansche Flüssigkeit mit geringerer Strömungsgeschwindigkeit als die des Blutes. Sie leitet die durch die AP gesetzten Reize zu den betr. Organen bzw. den Krankheitsstellen. Dadurch wird der in der AP gewünschte Spannungsausgleich herbeigeführt.

Diese Entdeckung hat in den Ländern Ostasiens, vor allem in Japan und China, großes Aufsehen erregt, da zum erstenmal eine wissenschaftliche Erklärung für die bisher rein empirische AP-Behandlung gefunden wurde. Es dürfte auch in westlichen Ländern nun nicht mehr möglich sein, diese Therapie als unwissenschaftlich zu verunglimpfen und abzulehnen. (Genaueres s. Doris Baginsky: Materielle und geistige Aspekte der Akupunktur, a. a.O.)

Theorie nicht haltbar!

B. Die Meridiane und ihre Punkte

I. Herz-Meridian (H)

Inn

Anregungszeit: 13—15 Uhr
Beruhigungszeit: 11—13 Uhr

Tonisierungspunkt: I/9

DIGITALIS D6–30: Hypotonie (+ IX/9), Herzschwäche (+ V/9).
ADONIS VERNALIS D3–6: Herzinsuffizienz, Hydrops., Urämie.
CRATAEGUS Ø : Altersherz, Bradicardie, Alpdrücken.
CONVALLARIA D6: Kreislaufstörung, Pruritus ani.

Dispersierungspunkt: I/7

a) bei akuten Leiden:
SPIGELIA D3–12: Herzstiche, Tachycardie, Arrhythmie, Endocarditis.
LACHESIS D15: Diphtherie.
KALMIA LAT. D3: Herzleiden, Rheuma, Pericarditis.
EUPATORIUM PERF. D6: Grippe.

b) bei chronischen Leiden:
AURUM MET. D30: Hypertonie, Stiche in der Herzgegend, Unruhe, Atemnot des Plethorikers, Suicidgefahr, Aufregung, Myocarditis.

Quellpunkt: I/7

disp.: siehe oben.
tonis.:
AGARICUS D4—6: Frostschäden.

a) bei akuten Leiden:
CRATAEGUS Ø — D3: Herzschwäche, müde, matt.
CACTUS GRANDIFL. D1–6: Herzmuskelschwäche, Gesicht rot, (ev. mit VII/40 t).

b) bei chronischen Leiden:
PHOSPHOR D30: Herzschwäche mit drohendem Kollaps, Hypotonie, Leukämie.
APOCYNUM CANNAB. D3–6: mit Magen-Darmerkrank., Harnträufeln.

Unterstützungspunkt: III/15

Nadelart nach Fall:
GELSEMIUM D30: Herzschwäche alter Leute, Grippefolgen, Fieberschauer laufen am Rückgrat auf und nieder.

Alarmpunkt: XIII/14

a) bei akuten Leiden:
TABACUM D12–30: Herzklopfen, Brustkrämpfe, Angstgefühl, Nikotinmißbrauch.
LACHESIS D30: schwere Sepsis mit Herzangst und Erstickungsgefühl (+ PYROGEN. D30).
COFFEA D30: Schlaflosigkeit, Reizbarkeit, Blutwallungen, chron. Obstipation wechselt mit Diarrhoe (+ NUX VOM. D6).

b) bei chron. Leiden:
COCCULUS D6: Herzklopfen, Gefühl der Leere in Herz und Brust, Schwindelgefühl.

Passagepunkt: I/5

Herz-Dünndarm:
PHOSPHORUS D30: Ödem, Herzschwäche mit drohendem Kollaps, Herzangst mit Angstschweiß. (Bei Angina pect. links), Anorexie,

Enteritis, Erschöpfung, Hemiplegie, Hypertonie, Kopfschmerz, Paresen, Trigeminus-Neuralgie.
CHAMOMILLA Φ: Ödeme an den Extremitäten.

I. (H)

XII/21–I/1	Milz-Pankreas → Herz: Durch Silberpflaster kurzschließen. ARSEN. ALB. D12–30: Herzschwäche, Cyanose, Fettherz.
Komplementärpunkt: I/3	tonis.: AURUM MET. D30: Hemiplegie, Kopfschmerz. COCCULUS D3: Fahrkrankheit (oft genügt bereits ein Silberpflaster auf dem Herzalarmpunkt XIII/14!), Anämie. KALMIA LAT. D3: wanderndes Rheuma, das auf das Herz wirkt. disp.: GELSEMIUM D6–30: Herzschwäche alter Leute als Grippefolge (+ PYROGEN. D30), Asystolie, Migräne.
Eingangspunkt: I/1	tonis.: Herzleiden alter Leute, Sklerose, Akroparästhesie (+ XI/35, III/39), Gedächtnisschwund. disp.: Nervenüberreizung, Epilepsie, Nausea, Arthritis des Handgelenks, Urticaria.

Es bestehen Beziehungen zwischen: Herz – Dünndarm – Milz – Lunge.
Herzbezügliche Weihepunkte außerhalb des Meridians:
SPIGELIA (links) = disp.: Herzstechen.
CACTUS (rechts und links = disp.: Angina pect.
KALMIA (links) = disp.: Arhythmie, Puls setzt aus.
RAPHANUS (= XIII/18) = disp.: Herzdruck, Schwere auf der Brust.

II. Dünndarm-Meridian (Dü)

Yang

Anregungszeit: 15—17 Uhr
Beruhigungszeit: 13—15 Uhr

Tonisierungspunkt: II/3

LYCOPODIUM D6–30: chron. Gastritis mit Obstipation, Flatulenz, Sehschwäche.

PYROGEN. D30: sept. Darmprozesse, Enteritis, Bronchitis.

PLUMBUM MET. D30: Obstipation bis zum totalen Verschluß, Depression, intensive Rückenschmerzen, Muskelatrophie.

AGARICUS MUSC. D30: vergeblicher Stuhldrang, Dünndarmatonie.

ASA FOETIDA Ø–D3 + NUX VOM. D4: Darmfäulnis mit übelriechenden Gasen, Kopfschmerzen und Benommenheit, Hemiplegie.

Dispersierungspunkt: II/8

VERATRUM ALB. D6–12: chron. paretische Obstipation, Darmspasmen mit eisigen Fingern, Schwerhörigkeit, Gingivitis.

OENANTHE CROC. D6–30: Epilepsie, (am günstigsten zu behandeln in der Zeit von 13 bis 15 Uhr), Eklampsie, Ischias.

COLOCYNTHIS D6: Nervenstörungen, Lumbago, Pruritus.

Quellpunkt: II/4

tonis.:

CUPRUM MET. D30: Koordinationsstörung.

ALUMINA D6–12: Atonie, schlechte Peristaltik, Hemiplegie.

CARBO VEGET. D6–12: Tympanie, Flatulenz, Crusta lactea.

LYCOPOD. D30. Flatulenz, langwierige Obstipation, Gichtknoten. (zugleich disp. auf II/8!).

NATR. SULFUR. D4–6: Enteritis, Scrofulose, Psoriasis.

disp.:

TRIENTALIS EUROP. Ø: Gichtknoten, (zugleich lokal Umschlag!).

PRIMULA FARIN. DEC. EX RADIX D3: Arthritis.

CUPRUM MET. D30: Schlaflosigkeit, Diarrhoe mit Kollaps, bretthärter Bauch, Atonie.

Alarmpunkt: XIII/4

HYDRASTIS D6–12: harter Stuhl mit zähem Schleim überzogen, Obstipation.

Unterstützungspunkt: III/27

disp.:

CANTHARIS D6–12: zusammenschnürende Krämpfe mit Nieren- und Blasenreizung.

Passagepunkte:

Dünndarm → Herz:

ACID. NITR. D30: Pickel im Gesicht.

II/7

VERATRUM ALB. D6–12: chron. Obstipation, Warzen, Gerstenkorn, Lumbago.

I/5

Herz → Dünndarm:

PHOSPHOR. D30: Ödeme, Herzschwäche mit drohendem Kollaps, Herzangst mit Angstschweiß (bei Ang. pect. links).

II/18–III/1

Dünndarm → Blase: durch Silberpflaster kurzschließen:

MAGNESIUM MURIAT. D3–6: Blasenatonie.

Komplementär-punkte: II/3	disp.: Zincum oxyd. D30: Antikonvulsivpunkt. Dünndarmerschöpfung mit Atrophie, Lähmung der Hand, Lumbago. Zincum sulf. D6–30: Taubheit mit Ohrensausen. Plumbum met. D30: Ohrengeräusche, Obstipation.	**II. (Dü)**
II/7	tonis.: Gastritis. Staphisagria D30: schneidende Koliken, atonische Obstipation nach Ärger, Hordeolum, Rheuma, Warzen. Lachesis D24: Diabetes.	
II/15	tonis.: Arsen. alb. D30: Durst, Diabetesgangrän, entz. Hämorrhoiden, die wie Feuer brennen, Verlust der Sehfähigkeit. disp.: Phosphorus D30: Diarrhoe früh morgens, Afterbrennen mit Tenesmen, Darm-Tbc. Teucrium scorod. Φ: Darm-Tbc, Darmbluten.	
II/17	disp.: nur rechtsseitig! Baryta carb. D6: hypertrophische Mandeln bei stumpfsinnigen Kindern, die den Mund immer offen halten. (+ XII/2 tonis.: Konzentrationsschwäche), Alkohol- u. Gewürzmißbrauch.	
II/18	disp.: Chinin. sulf. D12: Malaria. Camphora D3: bei allen Infektionskrankheiten (Mannlicher).	
II/19	disp.: Chinin. D12: Schwerhörigkeit, Otitis externa, Aphasie (+ II/4, IV/4, X/11, XIV/19, III/15 nach Stobl).	
Spezialpunkte: II/1	disp.: Husten, Kopfschmerz, Angina, Caput obsticum, Schmerz in der vorderen Armpartie, Nachtblindheit.	
II/5	disp.: Nervenüberreizung, Epilepsie, Arthritis des Handgelenks, Urticaria, Sprachverlust.	

Es bestehen Beziehungen zwischen: Herz – Dünndarm – Milz – Lunge.

Wundermeridian:

Befehlspunkt: II/3 – Koppelungspunkt: III/62. (Siehe auch GG: S. 70)

Raum für Notizen

III. Blasen-Meridian (Bl)

Yang

Anregungszeit: 17—19 Uhr
Beruhigungszeit: 15—17 Uhr

Tonisierungspunkt: III/67

GELSEMIUM D12, BELLADONNA D6, CAUSTICUM D6: Menstruationsstörungen, Anosmie, Schwerhörigkeit.
HYOSCYAMUS D6: Harnverhaltung, Cystitis, Stirnkopfschmerz.

Dispersierungspunkt: III/65

BELLADONNA D3: Lumbago nach Erkältung, Torticollis.
CANTHARIS D6: Blasenkrampf, Anurie, Furunkulose.
NUX VOM. D6—30: Blasenkrampf (Bestzeit beachten!), Obstipation, Diarrhoe.

Quellpunkt: III/64

tonis.:
CAUSTICUM D30: Impotenz, Paralyse, Lähmung des Blasensphinkters durch Kälte, Enuresis nocturna, chron. Blasenschwäche als Grundlage für Karzinose (Stauffer), Cystitis, Torticollis.
disp.:
APIS D6—12: Anurie, Ödeme, Nephritis, Herz versagt infolge Schwäche, Kopfschmerz, Lumbago, Urethritis.

Alarmpunkt: XIII/3

RHUS TOX. D30: Blasenkrampf, Blasenlähmung, Krankheit droht einen typhösen Verlauf zu nehmen (+ STIBIUM PRÄPAR. D6, + METHAN D3).

Passagepunkte: III/58

Blase → Niere:
MEDORRHINUM D30: chron. Blasenleiden (infekt. Cystitis), hinterläßt Blasenschwäche, Nephritis mit Eiweißharnen, Blasenkrämpfe.

IV/4

Niere → Blase:
AGROPYRUM REPENS D3—6.
EQUISETUM Ø — D3: Diureticum bei Steinleiden der Niere und Blase

Komplementärpunkte: III/2

Nadelart nach Fall.
rechts:
MERC. CORR. D6—12: Blepharitis, Anurie, Albuminurie, Conjunktivitis, Nachtblindheit (+ VIII/2).
Spezialalarmpunkt: druckempfindlich bei Erkrankungen der Lungenspitzen, des Magens und der Leber!
links:
MAGNESIUM CARB. D6—30: krampflösend (+ IV/27 disp.).

III/17

Nadelart nach Fall.
LACHESIS D8: wirkt auf Blut, Herz und Kreislauf, Arteriosklerose; Darminfektion (Symptome mehr linksseitig), Pleuritis.
rechts:
APIS D6: Anorexie, Erbrechen, Gastritis, blutiger Stuhl, Enteritis.
links:
NAJA D6: Angina pect., Endocarditis (+ V/7 disp.), Asthma.

III/31	disp.: LACHESIS D30: krampfhafte Obstipation, Sterilität, Ischias, Lumbago, Enteritis, Erbrechen, Harninkontinenz, Oesophagusspasmen, Amenorrhoe, Schmerz im Unterleib.
III/39	tonis.: nur alle drei Wochen, sonst kollabieren! FERRUM MET. D30: Anaemie, Neurasthenie, Rheuma, Bluterneuerung (Zunahme der roten Blutkörperchen!), Erschöpfung. + XI/36 tonis.: Anaemia hypochromica, Sekretion der inkret. Drüsen. Bei Frauen immer erst nach der Menstr. stechen, andernfalls verzögert sich die Regel und bringt heftige Kopfschmerzen. Leukaemie, Schwindel, Gastritis. MARMORECK D30: Lungenentzündung, Tbc, Bronchitis. disp.: Schmerz in der Schulter. CUPRUM MET. D6–30: Keuchhusten, Krämpfe, Konvulsionen.
III/40	disp.: CEANOTHUS AMER. Ø – D13: Erbrechen, Singultus, Oesophaguskontraktionen, Myelitis, Seitenstechen (Milz).
III/50	disp.: Obstipation. Nierenschmerz, Miktionsbeschwerden, Ascites, Hämorrhoiden.
III/54	LUESINUM D30–200, THUJA D30: Wadenkrämpfe. tonis.: tiefere Infektionen, die nicht ausgeheilt sind und dadurch Krankheiten nicht heilen lassen. Ascites, Hämorrhoiden. disp.: Hauteruptionen (Stichstelle bluten lassen!) + III/17 (Spezial-Hautpunkt), Schlaflosigkeit, Pruritus.
III/58	tonis.: PARIS QUADRIFOL. D6: Kopfschmerzen, vom Nacken aufsteigend zum Scheitel, Augenschmerzen, als würde der Augapfel an einem Faden nach innen gezogen, Wadenkrämpfe. disp.: Kehlkopfentzündung, Hämorrhoiden. MEDORRHINUM D30–200: infekt. Cystitis hinterläßt Blasenschwäche, Nephritis mit Eiweißharnen, Fieber, Rheuma.
III/60	disp.: Verbot bei Schwangeren! Vulvovaginitis, Hordeolum. MAGNESIUM PHOS. D30: Ischias, Furunkulose, Schlaflosigkeit, Spezialpunkt für alle Nervenschmerzen! Neuralgie, krampflösend.
III/62	disp.: Arteriosklerose, Furunkulose, Delirium. ACTAEA RACEM. D30–200: cerebrale Kongestionen, Schlaflosigkeit. tonis.: CIMICIFUGA D12–30: Schlaflosigkeit infolge Schwäche, Kopfschmerz, Neuralgie, Dysmenorrhoe. Bei kalten Füßen + IV/1,2 massieren, Sterilität des Mannes, Nasenbluten.
Spezialpunkte:	disp.:
III/1	Nachtblindheit, Verlust der Sehfähigkeit (+ III/4 mit Anurie).
III/3	disp.: Ozaena, Sinusitis, Trigeminusneuralgie,
III/4	links druckempfindlich: zeigt Erkrankungen von Herz und Aorta an. TUBERKULINUM D8, PHOSPHORUS D4–6.

III/5	disp.: Sklerotisierungskrankheiten, Nasenpolypen.
III/10	Vorsicht! nicht tonis.! Sprachverlust! disp.: Asthma, Sehschwäche. Beeinflußt N. Sympathicus. Bei Epilepsie + IV/2 disp.
III/11	disp.: Spezialpunkt für Knochenkrankheiten.
III/12	disp.: Lungenkrankheiten, Sinusitis, Asthma, Keuchhusten.
III/16	disp.: Fieber, Herzbeschwerden, Ischialgie, Bronchitis.
III/23	tonis.: Apoplexie, Akroparästhesie.
III/29	disp.: wichtigster Ischiaspunkt, in Verbindung mit Chiropraktik (Stiefvater).
III/41	disp.: Leberkrankheiten, Nierenkolik.
III/47	tonis.: Sitz des Willens.
III/56	Wirkt auf alle Muskeln.
III/57	disp.: Paralyse des Beines, Hämorrhoiden, Epilepsie, Enuresis, Ekzem.

Unterstützungspunkte für nachfolgende Meridiane:

Lunge III/13	Nadelart nach Fall. Asthma, Bronchitis, Dyspnoe, Emphysem. ANTIMON. TART. D6—30: Vagusparalyse, schwere Lungenaffektion.
Kreislauf-Sexus III/14	disp.: AGARICUS D6—30: Überreizung der Rückenmarks- und Geschlechtssphäre, Veitstanz, Brachialgie, Gallenkolik.
Herz III/15	disp.: *rechts:* KALIUM CARB. D6: Herzschwäche infolge Herzmuskelentartung, Extrasystolie. Anaemie. Auf chron. Gallenblasenunterfunktion achten! *links:* GELSEMIUM D30: Grippe mit sept. Verlauf, + PYROGEN. D30 (auf Bestzeit achten!)
Leber III/18	Nadelart nach Fall. FABIANA IMBRIC. Ø — D6. tonis.: BERBERIS D6—30: schlechte Leberfunktion, Gallenstauung.
Gallenblase III/19	tonis.: CHELIDONIUM D30: Gasbauch mit Obstipation. disp.: CHELID. D4—6: Gallensteine, Ikterus, Diarrhoe wechselt mit Obstipation, Appetitlosigkeit, Harnsäureüberlastung. ATROPINUM SULF. D4: Gallenblasenkrampf (Ersatz für Morphium). CHOLESTERINUM D3 + BERBERIS D6: Auflösung der Gallensteine.
Milz-Pankreas III/20	tonis.: CHINA D30: nach Erkältung, Anaemie. disp.: CEANOTHUS D6 — Ø: bei sogen. deutscher Malaria (Wirtz), Infektion durch Mückenstiche, Leucocytose, Milzhypertrophie.

Magen
III/21

tonis.:
Abrotanum Ø – D13: maskierte Darminfektion, Enuresis, Fieber.
disp.: Sommnolenz, Paradentose, Chlorose.
Aethusa D3–6: Folgen falscher Ernährung, Überfütterung, Anorexie, Dyspepsie, Enteritis, Gastralgie, Meteorismus, Erbrechen.

Drei Erwärmer
III/22

disp.:
Kalium jod. D6: bei nicht erkennbaren Leiden.
tonis.:
Ferrum lact. D3–6: mangelnde Oxydation, Anaemie, Herzschwäche, Erkältung, Nierenkrankheiten.
Pulsatilla D4–6: blasses Gesicht, blaue Lippen, weint leicht.
Marmoreck D30: als Konstitutionsmittel, maskierte Tbc (Bircher-Benner).

Niere
III/23

disp.: Entbindung erleichtert, Brachialgie.
Terebinthina D6–12: Nierenentzündung nach Erkältung, Harn rauchig, riecht nach Veilchen, Urethritis, Hämorrhoiden, Diarrhoe.

Dickdarm
III/25

Nadelart nach Fall: Cholecystitis.
Aloe D6–30: Obstipation wechselt mit Diarrhoe, Tympanie, Flatulenz, Abmagerung.
disp.:
Asa foet. Ø – D3: bei fötidem Durchfall.
Pyrogen. D30: entartete Darmflora, Appendizitis, akut oder chron. (In diesem Falle ist der Punkt 2 cm unterhalb XI/36 geschwollen und sehr stark druckempfindlich!).

Dünndarm
III/27

disp.:
Lachesis D30: Meteorismus, Obstipation mit stinkenden Stühlen, allgemeine Sepsis, Salpingitis.
Aloe D6–30: Hyperaemie und Stauung im Gebiet der Bauchorgane, Ascites.

Blase
III/28

tonis.:
Kreosot. D12–30: Blasenkrankheiten, Bettnässen, Blasenschwäche.
Nadelart nach Fall: Blasenatonie.
Pareira brava D3: akute Cystitis, ständiger vergeblicher Harndrang, Prostatahypertrophie.
disp.: schmerzhafte Geburt, Sakralneuralgie.

Es bestehen Beziehungen zwischen: Blase – Niere – Dünndarm – Drei Heizer – Gouverneur-Gefäß.

Wundermeridian:
Befehlspunkt: III/62 – Koppelungspunkt: II/3.

Raum für Notizen

IV. Nieren-Meridian (Ni)

Inn

Anregungszeit: 19—21 Uhr
Beruhigungszeit: 17—19 Uhr

Tonisierungs-punkt: IV/7	TEREBINTHINA D6: Herpes zoster, Brachialgie. MERCUR. SOLUB. D6—12: Niereninsuffizienz nach Erkältungen, alle Erkrankungen der Schleimhäute, Frigidität von Frau und Mann. APIS D3: nach Infektionskrankheiten, Aphasie, Hypotonie. BERBERIS VULG. D3: Nierensteine, (Phosphatsteine), Niednagel an den Fingernägeln (+ SEPIA D6), Prostatitis, Pruritus vulvae. EQUISETUM ARV. Φ—D3: Nierensteine, Depressionen.
Dispersierungs-punkt: IV/1 (Tafel 17)	LYCOPODIUM D6—12: Ptosis als Folge von Nephritis, kalte Füße, kann nicht auftreten. Massage des Punktes 1 löst Nierensteine. Weitere Indikationen: Asthma, Heiserkeit, Stomatitis, Brachialgie, Oligurie, Obstipation, Appetitlosigkeit, Lähmung der unteren Gliedmaßen.
IV/2	ACONITUM D6: Harndrang, Psoriasis, Ekzem, Depressionen. LACHESIS D15: nach Scharlach, Diphtherie. Weitere Indikationen: Akroparästhesie, Angina pect., Enuresis, Anurie, Cystitis, Pollakisurie, Urethritis, Nierenkolik, Pruritus vulvae, Akne, Meteorismus, Dysbakterie, Senkung des diastolischen Blutdrucks.
Quellpunkt: IV/3	tonis.: ARSEN. ALB. D6—12: Nierenatrophie, Glycosurie, Diabetes, Obstipation, Angina p., Endokarditis, Asthma br. disp.: PHOSPH. D6—30: Nephritis, Ikterus, Erbrechen.
IV/23	disp.: Erbrechen, Brustkrampf, Asthma br., Bronchialstauung, Nephritis.
IV/25	disp.: Atemnot, Erbrechen, Schleimansammlung im Bronchialraum, Urämie.
Unterstützungs-punkt: III/23	disp.: Asthma, Nierensteine, roter Harngrieß.
Alarmpunkt: VII/25	disp.: BERBERIS VULG. D3—6: harnsaure Diathese, Harndrang, verfallenes Aussehen.
Passagepunkte: IV/4	Niere → Blase: Anurie, Nierenkolik, Obstipation. EQUISETUM ARV. Φ — D5: Nieren- und Blasensteine.
III/58	Blase → Niere: MEDORRHINUM D30: chron. Blasenleiden (inf. Cystitis), Nephritis, Blasenkrämpfe.
IV/22—V/1	Niere → Kreislauf-Sexus: durch Silberpflaster kurzschließen. CACTUS Φ — D6: Kreislaufstörungen, Herzschwäche.

Komplementärpunkte: IV/2
disp.:
Sulfur D30–200: Nierenhypertrophie (+ III/10), übel riechender Atem, Magenerkrankungen, Schlaflosigkeit.

IV/6
disp. Dysmenorrhoe, Schmerz vor der Menstruation, Cystitis.
Apis D30–200: Anurie, Nephritis, Ödeme an den Füßen, Migräne, Laryngitis, Urethritis.
nur linksseitig:
Lachesis D30–200: Meteorismus, krampfartige Obstipation, übelriechende Stühle, Sepsis, unruhiger Schlaf, Ikterus, Tic convulsiv.

IV/5
tonis.: Erschöpfung der Greise, Obstipation Jugendlicher.

IV/11
disp.: Haematurie, Nephritis.
Cantharis D6–12: Dysenterie, Diarrhoe, Dysmenorrhoe, Menorrhagie.

IV/12
disp.: Salpingitis, Orchitis, Prostatitis, Ovariitis, Cystitis.

IV/15
Nadelart nach Fall:
Plumbum met. D30: Nierenerkrankungen, Obstipation.

IV/18
disp.: Urethritis, Anurie.
Natrium sulf. D6–30: Flatulenz, Obstipation, heißer Harn.

IV/20
disp.: Verdauungsschwäche.
Arsen. alb. D30: sofortige Wirkung bei Angst, Zappeligkeit der Kinder.

IV/21
Nadelart nach Fall:
rechtsseitig:
Crataegus Ø – D3: Herzinsuffizienz, Herzwassersucht.
linksseitig:
Strophantus D6–12: Puls verlangsamt, Systole kräftiger, Herzschwäche.

IV/22
disp.: Schwerhörigkeit.
Graphites D6–30: Fettleibigkeit, kälteempfindlich, Obstipation, Jukken und Brennen der Haut.

IV/23
IV/25
} disp.: Angina pect., Zungenkrankheiten.

IV/27
Antimon. tart. D6: bei allen Krämpfen, Bronchialasthma, Erstikkungsnot, Übelkeit, Bronchitis.

Spezialpunkte:
IV/4
tonis.: Lumbago, Tendovaginitis.
Gelsem. D30: Grippe mit sept. Verlauf, Diphtherie (+ IX/11, XIII/7–9, III/10 disp.), Schlaflosigkeit, Harnverhaltung, Angst.
disp.:
Plumbum acet. D6–30: Darmkrämpfe, Obstipation, Hemiplegie, Apoplexie, Laryngitis.

IV/8
(Tafel XVII)
„Herr des Blutes". Bei Schwangeren Abortusgefahr! Deckt sich mit VIII/5 und XII/6.
tonis.: läßt die arterielle Tension ansteigen.

Secale corn. D6–12: Einwirkung auf die glatte Muskulatur der Arterien. Trockenes Gangrän. Hitze verschlimmert, Kälte lindert.

Kal. carb. D6: ausgesprochener Reaktionsmangel, Tbc-Veranlagung, Vegetative Dystonie, Verdauungsschwäche.

disp.: setzt die arterielle Tension herab.

Kal. carb. D30–200: schlechte Verdauung, Haemorrhoiden, Amenorrhoe, Venenentzündung.

IV/13 disp.: Lumbago, Ovariitis.

Solidago Ø – D2: Nephritis, Menstruationsbeschwerden.

IV/14 tonis.: Fußschweiß unterdrückt.

Bryonia D6: bei unterdrückter Menses, dafür Nasenbluten.

Pulsatilla nigra D6–30: gestörte Menses, Ursache: Durchnässung, nasse Füße, Ovariitis.

IV/16 Mezereum D6–12: hereditäre Obstipation, Akne vulgaris.

Es bestehen Beziehungen zwischen: Herz – Blase – Niere.

Wundermeridian:

Befehlspunkt: IV/6 – Koppelungspunkt: IX/7.

IV.
(Ni)

V. Kreislauf-Sexus-Meridian (KS)

Inn

Anregungszeit: 21—23 Uhr
Beruhigungszeit: 19—21 Uhr

Tonisierungspunkt: V/9	*Blutzirkulation:* Paralyse, Brachialgie, Schwerhörigkeit. ACONITUM D3—12: Beeinflussung der Blutgefäße (+ I/7). ACID. FORMIC. D6: Hypotonie (+ IX/9 + COFFEA D6), Herzangst. CACTUS GRANDIFL. D6: Kreislaufschwäche, Blutungen, Paraesthesie, Pavor nocturnus. *Sexualität:* GINSENG Ø — D3: Frigidität.
Dispersierungspunkt: V/7	*Blutzirkulation:* Endocarditis, Rheuma. SPIGELIA D3—6: Hypertonie (+ V/1, I/7, wenn die Nadelung zuerst ohne Wirkung bleibt), Erbrechen. KALMIA D3: Chron. Herzklappenfehler, Folge von Gicht, Rheuma oder Versagen der Gallenblase. In letzterem Falle + VII/43, 44 tonis. Die Behandlung dieses Punktes wird vom Puls direkt gefordert (+ III/17 disp.). BRYONIA D 30—60: Stauungshyperaemie der entzündeten Teile, Verschlimmerung durch Bewegung. *Sexualität:* STAPHISAGRIA D6—30: Prostatahypertrophie, Juckreiz, Fluor alb., Onanie. SABAL SERR. Ø — D4: Prostatahypertrophie (kann Katheterisieren ersetzen!). HYOSCYAMUS NIG. D12: Liebeswahnsinn, Irrsinn nach Entbindung, Fieberdelirien. STRAMONIUM D6: perverse Geschlechtsempfindung.
Quellpunkt: V/7	tonis.: *Blutzirkulation:* NAJA D6: Herzschwäche mit drohendem Kollaps, Dyspnoe, Puls beschleunigt, aber fadenförmig, Angina pect., Dysmenorrhoe. *Sexualität:* GINSENG Ø — D3: Frigidität. disp.: siehe unter Dispersierungspunkt.
Alarmpunkt: V/1	CACTUS Ø — D6: Kreislaufstörungen, Angina pect., Rheuma.
IV/11	CANTHARIS D6—12: Sexualstörungen, Dysenterie, Diarrhoe, Dysmenorrhoe, Menorrhagie, Bronchitis, Armschmerz.
Passagepunkte: V/6	Kreislauf → Drei Erwärmer: Angina pect., Arthritis, Varizen. CALCAREA CARB. D30: fette, aber blasse Kinder mit spindeldürren Gliedern, frösteln immer, Hände und Füße feucht, kalt. Milchschorf, Sumpffieber, Erbrechen, arterieller Hochdruck, Psoriasis. FERR. MET. D30: Kältegefühl im ganzen Körper, bes. alte Leute, Venenentzündung, Obstipation.
V/3	Drei Erwärmer → Kreislauf: Herzaffektionen. PHOSPHORUS D6: Nephritis, Ikterus, Neurasthenie, Erregungszustände.

Komplementärpunkt: V/6	tonis.: ZINCUM MET. D6–30: Hypotonie, Erbrechen, Darmlähmung.	V. (KS)
Spezialpunkt: V/8	disp.: arterielle Hypertension, Arteriosklerose, Aphthen, Gingivitis, Soor, Schreibkrämpfe.	

Es bestehen Beziehungen zwischen: Kreislauf – Drei Erwärmer – Gallenblase – Niere.

Wundermeridian:

Befehlspunkt: V/6 – Koppelungspunkt: XII/4.

VI. Drei-Erwärmer-(Heizer-)Meridian (DE)

Yang

Anregungszeit: 23— 1 Uhr
Beruhigungszeit: 21—23 Uhr

Tonisierungspunkt: VI/3	SILICEA D30—200: regt die Funktion des Verdauungsapparates, der Lunge und des Genitalapparates an; Obstipation, Bronchitis, Neurasthenie, Dysmenorrhoe, allgemeines Kältegefühl, Otitis, Schwerhörigkeit, Brachial-Neuralgie. PHOSPHOR. D8—30: Anregung von Lunge, Darm und Sexus.
Dispersierungspunkt: VI/10	SULFUR D30: setzt die Überfunktion der Atmungs-, Verdauungs-, Urogenitalorgane herab, Lungenkongestionen, Diarrhoe wechselt mit Obstipation, Amenorrhoe, Nymphomanie, Plethora, Venosität. CANTHARIS D6—30: hemmt sex. Überreizung, Nervenkrankheiten, Bronchitis, Hämophilie, Hautleiden.
Quellpunkt: VI/4	tonis.: PSORINUM D30—200: Dyspnoe, Asthma, Mandelhypertrophie, Angina, Amenorrhoe, Schwerhörigkeit. disp.: SULFUR D30—200: wie unter Dispersierungspunkt; alle Ekzeme, besonders zwischen den Fingern, Körpergeruch.
Unterstützungspunkt: III/22	disp.: ARGENT. NITR. D6—30: chron. Geschwürsprozesse bis zum Krebs.
Alarmpunkt: XIII/5	disp.: BAPTISIA TINCT. D3—6: Infektionskrankheiten schwerster Art, Erschöpfung, Zerschlagenheit, typhoides Fieber, septischer Krankheitsverlauf, Schweißausbruch bringt Besserung. Fötide Stühle, Sepsis. (+ ASA FÖTIDA D3—6). Sämtliche Infektionskrankheiten, Lebensgefahr durch Herzschwäche, Wirkung setzt schlagartig ein und wirkt lebensrettend! (+ PYROGEN. D30).
Sonder-Alarmpunkt: VI/23	Druckempfindlichkeit bei Erkrankung des oberen Dünndarms.
Passagepunkte: VI/5	Drei Heizer → Kreislauf: SULFUR D30—200: siehe unter VI/10, Asthma.
V/6	Kreislauf → Drei Erwärmer. CALCAR. CARB. D30—200: chron. Magen-Darmkatarrhe, Herzschwäche, Arteriosklerose, Gicht, Angina pect., Säurebildung durch den ganzen Verdauungstraktus.
VI/23—VII/1	Drei Erwärmer → Gallenblase: mit Silberpflaster kurzschließen. GRAPHITES D6—30: Vielesserei, Flatulenz, Haemorrhoiden, Durchfall mit halbverdauten Speisen. Druckempfindlichkeit bei Erkrankungen des Herzens und der unteren Lungenpartie.

Komplementär-punkte: VI/5	tonis.: Rheuma der oberen Extremitäten. CAUSTICUM D6: Grippenachwehen, fahles, gelbes Aussehen, Müdigkeit, Anfälligkeit für Neuerkrankungen, Nachtschweiß.
VI/15	disp.: „Hygrometrischer Punkt". NATRIUM SULF. D30—200: Kälte und Nässe verschlimmert, Auswurf, Asthma, Angina, Gallenerkrankungen, Erkältung, Schnupfen, Diarrhoe, Tbc-Schweiß, Obstipation (+ VI/10).
VI/16	tonis.: ARSEN ALB. D30: bei jeder Inn-Krankheit, Kopfschmerzen, Angst (+ IV/20 disp. und XII/2 tonis.), Angina pect. disp.: PHOSPHOR. D30—200: bei allen Yangkrankheiten. GRAPHITES D6—30: Vielesserei, Erbrechen.
VI/17	disp.: KALIUM MURIAT. D6—30: Nasenkrankheiten, fibrinöse Ausscheidungen im Ohr, Angina, Rhinitis.
VI/22	disp.: KALIUM MURIAT. D6—30: Facialislähmung, Kopfschmerz (Brillenpunkt), Herzaffektionen mit Schwindel, Entzündung des äußeren Ohres, Schwerhörigkeit. CAPSICUM D6—30: Otitis media, Otalgie, Sodbrennen, Druckempfindlich bei Erkrankungen des oberen Dünndarms.
Eingangspunkt: VI/1	disp.: Kopfschmerz, Angina tons., Ableitung stagnierenden Wassers aus dem Gewebe (+ VI/9 disp.) Kreislaufstörung, Trockenheit im Mund.

Es bestehen Beziehungen zwischen: Drei Erwärmer — Gallenblase — Blase.

Wundermeridian:

Befehlspunkt: VI/5 – Koppelungspunkt: VII/41

VII. Gallenblasen-Meridian (Gbl)

Yang

Anregungszeit: *1—3 Uhr*
Beruhigungszeit: *23—1 Uhr*

Tonisierungspunkt: VII/43—44

CHINA D6: Gallenblasenatonie als Folge von Anorexie, Gelbsucht, Anämie, Obstipation, Herzmuskelschaden.
CHELIDONIUM D6, LYCOPODIUM D6, MYRICA D6: Urticaria, Ikterus, Pruritus, Schlaflosigkeit.

Dispersierungspunkt: VII/38

BERBERIS VULG. D3—6: Gallenkolik, Gallenblasenkrämpfe, Arthritis (Knie), Cystitis, Spezialpunkt für Venenerkrankungen, Lumbago.
CICHORIUM INTYB. D6—12: Cholecystitis, Dyspepsie, Gallenstauung.
OXALIS ACETOSELLA D2—4: Gallenblasenkolik (Inj. ersetzt Morph.), Hyperacidität.

Quellpunkt: VII/40

tonis.:
LYCOPODIUM D6—12: Gallenstauung, Völlegefühl, Heißhunger, Obstipation, Flatulenz, Katarakta.
disp.:
COLOCYNTHIS D6: Blitzartig auftretende Darmkrämpfe, Ischias, Cystitis, Gallenkolik, Distorsionen.

Unterstützungspunkt: III/19

Nadelart nach Fall:
BERBERIS VULG. D6—12: Gallenkolik, Ikterus, große Schwäche mit Rückenschmerzen, Harnsäureüberlastung.

Alarmpunkt: VII/23—24

nur rechtsseitig!
CHELIDONIUM D3—12: epidem. Ikterus, Gallensteine, Gallenblasenkrämpfe, Keuchhusten, Grippe, Galleerbrechen.
KALIUM CARB. D6—12: allgemeine Schwäche, Anaemie, Gallenblasenentzündung, Flatulenz, Kopfschmerzen, Gallensteine, Krampf (siehe auch Spezialpkt. in der Mitte über dem rechten Auge) (BERBERIS D6).

Sonder-Alarmpunkt: VII/3

Druckempfindlich bei Erkrankungen von Herz, Magen und Lungenbasis.

Passagepunkte: VII/37

Gallenblase → Leber:
MYRICA D5—12: Gallenstauung, Lehmstühle, Ikterus, Kopfschmerz in der Occipitalregion, Urethritis.
Bei Gallenkolik sogen. „großer Stich“ = VII/37 tonis. auf der linken Körperseite + VII/23 disp., wenn der Leberpuls den Gallenpuls überwiegt.

VIII/6

Leber → Gallenblase:
CHELIDONIUM D6—12: Gallensteine, Ikterus, Kehlkopfkatarrh.

Komplementärpunkte: VII/1

disp.:
STANNUM MET. D6—30: Conjunctivitis, Retinitis, Kopfschmerz.

VII/2

disp.:
CHININ. SULF. D6—30: Milz und Leberschwellung, als Folge davon Schwerhörigkeit, Malaria, Lähmungen.

VII/3 — Nadelart nach Fall:
KALIUM MURIAT. D6–12: Stockschnupfen mit Verstopfung der Eustachischen Röhre, Kreislaufstörung.
Nerven des Kopfes (+ V/7 disp.), Augenschmerz.

VII/4 — Alle Gesichtsnerven, Migräne. Nadelart nach Fall.

VII/20 — disp.: Ohrenschmerzen, Sehstörungen, Ataxie, Sympathikus P., Kopfkongestionen.

VII/21 — tonis.:
ARSEN. ALB. D6–30: Yangkrankheiten, Gallensteinkoliken, Diabetes, Ekzeme, Durst, brennendes Gefühl, Flatulenz.
disp.:
PHOSPHOR. D30: Innkrankheiten, Kopfschmerz der Schulkinder.
Nadelart nach Fall:
GRAPHITES D30: Ekzeme zwischen den Fingern, Conjunctivitis, Arteriosklerose.

VII/22 — disp.:
CHELIDONIUM D3–6: Gallenblasenüberfunktion, Gallensteine, Ikterus, jähzornig, verärgert.

Alarmpunkt der Niere: VII/25 — disp.: Gallenkolik.
BERBERIS VULG. D3-12–: Krankheitsbeziehungen zwischen Gallenblase und Niere, wobei dieser Punkt druckempfindlich ist. (Als Alarmpunkt nur rechtsseitig zu tasten.)

VII/26 — disp.:
TERBINTHINA D6–30: chron. Lebererkrankung, Gallensteine, Anurie, Flatulenz.

VII/28 — tonis.:
OXALIS ACET. D2–30: Unterfunktion der Gallenblase und der Milz, Steine, Metrorrhagie, Kopfschmerz.
ARGENT. NITR. D6: Magengeschwüre.
disp.:
SOLIDAGO D3–6: Gallenblasenentz. Nieren- und Blasenschmerzen, Pyurie, Brightsche Krankheit.

VII/30 — disp.:
CALC. CARB. D30; SULFUR D30: Hydrops.
BERBERIS D3: Ischias.
PODOPHYLLUM D3–6: Leberschwellung, Ikterus, lehmige Stühle, stinkend. Massage bei Kollaps, Lumbago.
BRYONIA D3–6: Ikterus, Meteorismus, Obstipation, Coxitis, Arteriosklerose.

VII/34 — tonis.:
SULFUR D6–12: regt die Gallensekretion an, Heißhunger, Verlangen nach Süßem.
RHODODENDRON ∅ – D6: harnsaure Diathese, Kreuzschmerzen, Kälte verschlimmert, Lähmung der Beinmuskulatur, stärkt alle Muskeln, besonders die der Beine, Ischias, Hemiplegie, Ataxie.

NUX VOM. D6—12: habituelle konstante Obstipation.

PLUMBUM MET. D30: Leberkrankheiten, Angstgefühl, Muskelatrophie (Spezialpunkt für Muskelschwund der unteren Extremitäten).

VII/39 tonis.:

Rückenmarksleiden, Anorexie, Hyperacidität.

VII/40 disp.:

Krämpfe, Obstipation.

VII/41 disp.: Mastoiditis mit Taubheit, Pleuritis, Dyspnoe, Rheumatische Krisen, Herzschmerz, Waden- und Hüftschmerz.

VII/44 disp.: Herzerweiterung, Dyspnoe, plötzliche Taubheit, Kopf- und Augenschmerz.

Spezialpunkte: Japanischer Stichpunkt:

In der Mitte der Augenbraue des rechten Auges liegt der Chelidoniumpunkt, der bei Gallensteinkolik, habituellen Kopfschmerzen immer druckempfindlich ist.

VII/38 Nadelart nach Fall:

Spezialpunkt für Venenkrankheiten, Hypertonie, Lähmungen, Pruritus, Gallenblasenkrämpfe.

Die Massage des Gallenblasenmeridians in Abwärtsrichtung stärkt das Herz erheblich. Ein Versagen der Gallenblase zieht immer einen Herzmuskelschaden nach sich. In einem solchen Fall muß also das Versagen der Gallenblase zuerst behoben werden!

Es bestehen Beziehungen zwischen: Gallenblase — Leber — Drei Heizer — Magen.

Wundermeridian: Befehlspunkt: VII/41 — Koppelungspunkt: VI/5.

VII.
(Gbl)

VIII. Leber-Meridian (Le)

Inn

Anregungszeit: *3—5 Uhr*
Beruhigungszeit: *1—3 Uhr*

Tonisierungspunkt: VIII/9

LYCOPODIUM D12—30: Lebercirrhose mit Bauchwassersucht, Leberstauung, Obstipation.
MYRICA D6, NATRIUM SULF. D6.

Weitere Indikationen:

Urämie, Pruritus vulvae et ani, Rhinitis, Urticaria, Schlaflosigkeit, Anurie, Leberatonie, Kopfschmerz, Blasenschwäche, Diarrhoe, Dysenterie.

Dispersierungspunkt: VIII/2

BRYONIA D6: Leberkolik, Leberhypertrophie, Entzündung der Leber- und Gallengänge, Appendizitis, Obstipation, Diabetes.
TARAXACUM D3—12: Leber- und Milzstauung, Ikterus, Haemorrhoiden.
CHELIDONIUM D1: Ikterus (ohne Fieber und Entzündung).

Weitere Indikationen:

Lumbago, Enuresis nocturna, Erbrechen, Kreislaufstörung, Peritonitis, Pleuritis, Pruritus, Intercostalneuralgie, Oligurie, Eiterungen, Paradentose.

Quellpunkt: VIII/3

tonis.:
FERR. MET. D30.
disp.:
CUPRUM MET. D30: Leberschrumpfung, Gallenkolik.

Weitere Indikationen:

Ikterus, Distorsionen, Drüsenentzündung, Asthma bronchiale, Dyspepsie, Erbrechen, Diarrhoe, Metrorrhagie, Kreislaufstörung, Lumbago, Hämophilie, Rhinitis, Paralyse, Hydrops, Oligurie, Diabetes.

Unterstützungspunkt: III/18

Nadelart nach Fall:
MERCURIUS SOLUB. D12: chron. Leberentzündung mit großer Empfindlichkeit, gelbe Haut.
METEOR-EISEN D10: Kälteempfindlichkeit.

Alarmpunkt: VIII/14

NUX MOSCH. D30: tiefe Ohnmacht, Trockenheit im Munde ohne Durst, Obstipation, Intercostalneuralgie.
OXALIS ACET. D2—4: Gallenblasenkolik (Inj. ersetzt Morphium!), Stirn-Kopfschmerz.

Passagepunkte: VIII/6

Leber → Gallenblase: Metrorrhagie.
CHELIDONIUM D6—12: Gallensteine, Ikterus, Kehlkopfkatarrh, Stuhldrang.

VII/37

Gallenblase → Leber:
MYRICA D3—12: Gallenstauung, lehmfarbige Stühle, Ikterus, Hinterhaupt-Kopfschmerzen.

VIII/15–IX/1 — Leber → Lunge: durch Silberpflaster kurzschließen.
Carduus mar. Ø – D3: Leberkongestionen, Lungen-Tbc, Stirnkopfschmerz.

Komplementärpunkte: VIII/5 — „Herr des Blutes" (deckt sich mit IV/8 und XII/6). Angina pect.
tonis.: läßt die arterielle Tension ansteigen, Arthritis, Pruritus.
Secale corn. D6–12: Kribbeln in der Haut, Blasenlähmung, Fieber, Anaemie, Urticaria, Rhinitis, Blutungen.
disp.: setzt die arterielle Tension herab.
Amenorrhoe, Leukorrhoe, Obstipation, Neuralgie in den unteren Extremitäten, Ulcus cruris, Herpes zoster.

VIII/12 — Hier treffen die Meridiane von Magen – Leber – Milz-Pankreas zusammen. Adipositas, Enteritis, Diabetes.
disp.: Colecystitis.
Iris vers. D6–12: Migräne, Spezialpunkt für Kopfschmerzen!

VIII/13 — *rechtsseitig:* Gastralgie.
disp.: Hypertonie, Intercostal-Neuralgie.
Nux vom. D6–12: Gallenblasenentzündung, Lebercirrhose, Leberkongestionen, Obstipation wechselt mit Diarrhoe, Haemorrhoiden, (Beruhigungszeit beachten 1–3 Uhr), Galleerbrechen, Anämie, Anorexie, Erschöpfung.

Atropinum sulf. D4–6.

China D6–30: Anorexie, Leberkolik, Malaria, Diarrhoe, Flatulenz, (+ Asa fötida Ø – D3), Verdauungsschwäche.
Ceanothus D3–30: sehr schmerzhafte Milzschwellung, bestes Milzheilmittel (Stauffer).

VIII/5 — tonis.: Exantheme von Masern und Scharlach sind nicht ausgeschieden.

VIII/1 — disp.: Spezialpunkt für alle Erkrankungen im kleinen Becken, Cholezystitis, Obstipation, Prolaps, Harninkontinenz.

Spezialpunkte:
VIII/6 — disp.: Kehlkopfkatarrh, Pruritus.
VIII/12 — disp.: Kopfschmerz, Migräne.
VIII/13 — Vereinigung der Innorgane, Bestzeit 1–3 Uhr.

Es bestehen Beziehungen zwischen: Milz/Pankreas – Magen – Herz – Leber.

Raum für Notizen

IX. Lungen-Meridian (Lu)

Inn

Anregungszeit: *5—7 Uhr*
Beruhigungszeit: *3—5 Uhr*

Tonisierungspunkt: IX/9

Dieser Punkt bringt das Maximum an arterieller Tensionssteigerung.

AMMONIUM CARB. D6—12: Beginnende Herzschwäche, ungenügende Atmung infolge Lungenemphysem, Dyspnoe, Bronchitis, Arteriitis, Conjunctivitis, Katarakta, Hypotonie, Enuresis, Schlaflosigkeit.

CARBO VEGET. D6—30: Lufthunger (+ XI/36), Asthma, Erbrechen.

Dispersierungspunkt: IX/5

FERRUM PHOS. D12—30: Infektionsfieber, Lungenkongestionen, Stechen in der Brust, Heiserkeit, Aphasie, blutiger Auswurf, alle Aufregungszustände mit starkem Lungenpuls, Ascites, Asthma.

AGARICUS MUSC. D6—12: Gehirnkrämpfe, Endocarditis, Polyurie.

Quellpunkt: IX/9

tonis.: wie Tonisierungspunkt.

disp.:

SANGUINARIA D6: Pleuritis, Dyspnoe, Nachtschweiß, Rhinitis.

Unterstützungspunkt: III/13

Nadelart nach Fall:

ANTIMON TART. D6—30: Lungenerkrankungen mit Dyspnoe, Keuchhusten, Lungen-Tbc.

Alarmpunkt: IX/1

HEPAR SULF. D6—12: alle Lungenkrankheiten, die durch Kälteeinwirkung entstanden sind, Dyspnoe, Bronchitis, Angina tons., Kopfschmerz, Rhinitis, Emphysem.

Passagepunkte: IX/7

Lunge → Dickdarm: Amnesie, Aszites, Asthma, Bronchitis, Bluterbrechen, Paralyse, Rhinitis, Diarrhoe, Ekzem.

PHOSPHOR. D6: alle Innkrankheiten.

X/6

Dickdarm → Lunge:

ANTIMON. TART. D6—30: Vagusparalyse, schwere Lungenaffektionen.

+ LACHESIS D10: Multiple Sklerose (nach Hundestaupeinfekt.)

Komplementärpunkte: IX/7

tonis.: Neuralgie, Kopfschmerz, Hemiplegie.

IPECACUANHA D4—6—12: Erschöpfungskrankheiten der Lunge, Arme und Beine schlafen ein, Heiserkeit, Erbrechen, Grippe, Migräne, Singultus, Emphysem, Kehlkopfkatarrh, Hämorrhoiden.

IX/11

disp.:

BELLADONNA D6: Erkältung hat sich auf ein Organ konzentriert, z. B. Otitis media acuta, jede Halsentzündung, Lungenerkrankungen, Amenorrhoe, Durst auf kaltes Wasser, Diphtherie (nach Leung: + XIII/7, 9, 11), Sinusitis, Asthma, cerebrale Kongestionen.

JUGLANS REGIA D2: Akne im Gesicht junger Mädchen.

Spezialpunkte: IX/2

disp.:

Pleuritis, Auswurf von dickem, eitrigem Schleim.

IX/4	Nadelart nach Fall: Spezial-Augenpunkt, Pharyngitis. Endocarditis, Herzklopfen, Folgen von Husten, Seekrankheit.	**IX.** **(Lu)**

Es bestehen Beziehungen zwischen: Lunge — Dickdarm — Herz.

Wundermeridian:

Befehlspunkt: IX/7 — Koppelungspunkt: IV/6 (siehe aus KG: S. 66).

X. Dickdarm-Meridian (Di)

Yang

Anregungszeit: *7—9 Uhr*
Beruhigungszeit: *5—7 Uhr*

Tonisierungspunkt: X/11

ALUMINA D30: chron. Zustände von Atonie und Obstipation, Hemiplegie, Paralyse, Einschlafen der Glieder, trockene Haut mit Ekzem.
CARBO VEGET. D6: Darmatonie, Flatulenz, Pruritus, Furunkulose, Aphasie, Ataxie, Angina ton., Arteriosklerose, Thrombophlebitis, Urticaria.

Dispersierungspunkt: X/2—3

ARGENT. NITR. D6: Magengeschwüre, Gastralgie, Flatulenz, Kopfschmerzen, Conjunktivitis, Ohrensausen, Gleichgewichtsstörungen (+ LOLIUM TEMUL. D6), Pharyngitis, Laryngitis, Enteritis, Blepharitis, Trismus, Obstipation.

Quellpunkt: X/4

tonis.:
OPIUM D30: Obstipation.
HYDRASTIS D6: Stockschnupfen mit zähem Schleim, Sinusitis, Conjunktivitis, Ohreneiterung, typhoides Fieber.
disp.:
VERATRUM ALB D6: langsam einsetzender Kräfteverfall (+ ARSEN. ALB. D6, OLEANDER D6, nach Kent), Diarrhoe, Erbrechen, Rheuma.
CHAMOMILLA D3: Ohr- oder Kiefereiterungen bes. bei Kindern.
BAPTISIA TINCT. D3: sept. Angina mit hohem Fieber, typhöse Prozesse (+ PYROGEN. D30, NUX VOM. D4—6).

Weitere Indikationen:

Ascites, Keratitis, Katarakta, Diarrhoe, Anosmie, Aphasie, Aphonie, Pickel im Gesicht, Grippe, Asthma, Furunkulose, Dysenterie, Fluor albus, Schlaflosigkeit, Peritonitis, Paralyse, Heiserkeit, Hemiplegie, Milchschorf, Migräne, Sehschärfe, Stimmstörung, Tracheitis, Trismus, Urticaria, Dupuytren, Augen-Punkt.

Unterstützungspunkt: III/25

Nadelart nach Fall:
ALOE D6—12: Lumbago, Dickdarmkatarrh, Obstipation wechselt mit Diarrhoe, Prostatitis.

Alarmpunkt: XI/25

rechtsseitig:
BERBERIS VULG. D6: harnsaure Diathese, Diarrhoe der Skrofulösen und Phthisiker, Hämorrhoiden, Mastdarmfistel (+ SILICEA D30 oder AQUA SILICATA oral), Blutwallungen zum Kopf, Kopfschmerzen, Nephritis.
linksseitig:
SEPIA D6—12: Amenorrhoe, Dysmenorrhoe (alles zieht nach unten), Gastralgie, chron. Metritis.

Passagepunkte: X/6	Dickdarm → Lunge: Rhinitis, Sinusitis, Impetigo, Dickdarmkatarrh, Ohrgeräusche, Multiple Sklerose, Fahrkrankheit. ANTIMON. TART. D6: alle Lungenkrankheiten mit Dyspnoe. Keuchhusten, Lungen-Tbc, Skoliose.
IX/7	Lunge → Dickdarm: Phosphor D6: alle Innkrankheiten.
X/20–XI/1	Dickdarm → Magen: durch Silberpflaster kurzschließen. ABROTANUM Ø – D6: Verdacht auf Darm-Tbc.
Komplementärpunkte: X/1	disp.: PLANTAGO MAJ. Ø – D3: Zahn- und Kieferkrankheiten, Pharyngitis, Gingivitis, Katarakta, Ekzem, Ohrensausen, Taubheit, Asthma, Dysenterie.
X/2	disp.: LACHESIS D10: besonders gute Wirkung auf die peripheren Nerven und das Herz.
X/4	siehe Quellpunkt. Ein kräftiger Daumendruck genügt oft, um einen Epilepsieanfall zu kupieren. Kehlkopfkrankheiten.
X/7	disp.: bei Obstipation auf Druck sehr schmerzhaft.
X/10	disp.: ANTIMON. CRUD. D6–12: Gesichtsschwellungen, Kopfschmerzen, Facialisneuralgie, Angina, Schwerhörigkeit, Muskelkrämpfe, Gedächtnisschwäche, Gastralgie, Psoriasis, Hämorrhoiden, Ischialgie, Herpes zoster, Impetigo, Obstipation, Hemiplegie, Dupuytren, Migräne.
X/11	disp.: CAUSTICUM D30: Krankheit durch Erkältung, Otitis media purulenta, Conjunctivitis, Magenkrämpfe.
X/15	disp.: Hypertonie, Brachialgie, Speichelfluß, Rhinitis. ARNICA D6–12: Schulterschmerzen, bis in den Arm ausstrahlend (Nadel auf die schmerzfreie Seite setzen!), Akroparästhesie in den Fingern mit Ödem des Armes, allg. Wundschmerz nach Operation, Verbrennungen 1. und 2. Grades, Dupuytrensche Kontraktur. tonis.: Paralyse, Arteriosklerose, Ablatio retinae. ARNICA D30: Apoplexie, Armlähmung nach Schlaganfall, Hemiplegie, Stimmstörung, Tuberculose.
X/17	disp.: Hypochondrie, Prostata-Hypertrophie, Tremor. alle Krankheiten der Zunge, Paralyse der Sprachorgane. BELLADONNA D4: Krankheitsursache Erkältung (+ MERCUR SOLUB. D4). CONIUM MAC. D6: Knoten in der Zunge.

X/20 Nadelart nach Fall: Rhinitis, Dickdarm-Atonie, Anosmie.

ALUMINA D30: Verlust des Geruchsvermögens, – häufig deutet eine Warze an dieser Stelle darauf hin, daß jahrelang eine Obstipation bestanden hat (+ Massage von X/10 und 11), Furunkulose.

Es bestehen Beziehungen zwischen Dickdarm – Lunge – Magen.

X.
(Di)

XI. Magen-Meridian (M)

Yang

Anregungszeit: *9—11 Uhr*
Beruhigungszeit: *7— 9 Uhr*

Tonisierungspunkt: XI/41

GRAPHITES D3–6: Fett wird nicht genügend verbrannt. Lupus, Obstipation, Haut der Hände hart und rissig, Blepharitis, Gastralgie, Haemorrhoiden, Schwerhörigkeit bis Taubheit, Conjunctivitis.

NATRIUM MURIAT. D3–30: Magenatonie, Abmagerung, Sodbrennen, Salzmißbrauch.

Weitere Indikationen:

Distorsionen, Dyspepsie, Ekzem, Anorexie, Haemorrhoiden, Kopfschmerz, Kreislaufstörung, Magenatonie, Paradentose, Schwerhörigkeit.

ACID. NITR. D30: Hautrisse.

Dispersierungspunkt: XI/45

NUX VOM. D6–12: sitzende Lebensweise, Anorexie, saures Aufstoßen, Obstipation mit vergeblichem Stuhldrang, Magengeschwüre (+ ACID. NITR. D6), Haemorrhoiden.

ROBINIA D6: Magenübersäuerung.

MINIUM D3 TRIT.: Abneigung gegen Süßes, Alkoholismus.

Weitere Indikationen:

Ulcus ventrikuli, Ostitis, Trismus, Anosmie.

ACID. NITR. D30: Rhagaden, Frigidität, Hypotonie, Stomatitis, Ikterus.

Quellpunkt: XI/42

tonis.:

ARSEN. ALB. D6–12: Unruhe, Schweißausbruch, unlöschbarer Durst als Folge von Genuß giftiger Speisen, Diarrhoe, Erbrechen, Paralyse der unteren Extremitäten, Facialislähmung, Magengeschwüre, Diabetes.

disp.:

ACID. ARSEN. D6–12: Aphthen, Obstipation, Stomatitis.

Weitere Indikationen:

Dysenterie, Hemiplegie, Stomatitis, Migräne, Obstipation, Gastralgie, Anorexie, Ascites, Aphthen.

Unterstützungspunkt: III/21

tonis.:

ARTEMISIA ABROT. Φ – D6: Darm-Tbc, Verdauungsstörungen, Anaemie, Chlorose, Rheuma.

disp.:

AETHUSA D3–6: Erbrechen, Ekel vor Speisen, Schwäche, Somnolenz, Kopfschmerz.

Alarmpunkt: XIII/12

THUJA D30–200: Schmerzhaftigkeit dieses Punktes gibt Hinweis auf Erkrankung von Magen – Drei Erwärmer – Lunge. Im Gegensatz zu den oben angegebenen Wirkungszeiten von 7–9–11 Uhr tritt jetzt eine maximale Schmerzanfallszeit um 3 Uhr und um 15 Uhr ein (Stiegele).

Schlaflosigkeit, Angstzustände, Impfschäden, Gerstenkorn, Gehörgangsfurunkel, Otitis media, Stomatitis ulc., Halsabszeß, Mastoiditis, Bleivergiftung.

Passagepunkte: Magen → Milz-Pankreas: Paradentose, Emphysem, Neurose.

XI/40 Moschus D3—6: nervöse Magenleiden, Keuchhusten, Asthma bronch., Angina pect., Aphonie, Diabetes, Singultus.

XII/4 Milz-Pankreas → Magen:
rechts:
Podophyllum D6: Leberschwellung, Ikterus, Stuhl lehmig, wäßrig, stinkend, saures Aufstoßen, Erbrechen.
links:
Sepia D6—12: Amenorrhoe, Dysmenorrhoe, Gastralgie, chron. Metritis.

Komplementärpunkte: XI/1 Keine Nadel setzen, keine Moxa, nur Silberpflaster!
Cimicifuga D12—30: Weinen, Sehschwäche, Conjunctivitis, heftige Kopfschmerzen.

XI/3 disp.: Japanische Einstichmethode bei Unterkiefer- und Zahnschmerzen (Nadel in Richtung des Unterkiefers von hinten zum Kinn nadeln, Einstichtiefe etwa 1 cm), Trigeminusneuralgie.
Ohrensausen, Zahnschmerzen im Unterkiefer.

XI/6—7 Nadelart nach Fall:
Facialislähmung, Hemiplegie mit Aphasie, Gesichtsspasmen, Ohrgeräusche, Sinusitis, Trismus.

XI/10 Nadelart nach Fall:
Stimmstörung, Heiserkeit, Heißhunger.
Petroleum D6—30: Schwerhörigkeit, Ekzem, Magenkrampf, Parese, Aphonie, Asthenie.
Conium mac. D6—30: seel. Verzweiflung, Angina, Asthma, Keuchhusten, Aphasie, Krebs, Tumor der Brustdrüsen (durch Stoß oder Fall), verhärtete Drüsen, Skrofulose, Altersschwäche.

XI/12 disp.: alle Krämpfe (siehe auch IV/27).

XI/14 disp.: Magensäurebrennen.

XI/15 disp.: Interkostal-Neuralgie, Malaria, Urtikaria.
Aranea diad. D12—30: Magenkrampf, Kälte und Nässe verschlimmert, Speichelfluß, Emphysem.

XI/16 disp.: Pertussis.

XI/21 tonis.: Kupferfolienpflaster bei Gallenblasenunterfunktion, Flatulenz, aufgeblasener Bauch, Gastritis, Magenatonie.

XI/25 disp.: Colecystitis, Gastralgie, Metritis, Nephritis, Fistel.
Lachesis D120 (Mannlicher): Autointoxikation im Dünndarm.

XI/27 disp.:
Pyrogen. D30: Appendizitis (+ XI/37, der in diesem Falle geschwollen und sehr druckempfindlich ist). Zuerst nadeln, bis zu 1/2 Stunde lang die Nadel stecken lassen, bluten lassen und über die Nacht Silberpflaster setzen (+ Carbo veget. D30 oral).

XI/28 disp.: Cystitis.

Plumbum met. D30: Darmkrämpfe, Neuralgie, Obstipation, maximale Schmerzattacken, wenn Saturn in Höchststellung steht; dabei besteht Verdacht auf chron. Bleivergiftung. Es genügt oft schon 10 cm Bleirohr in der Wasserleitung, um nach Jahren eine Verhärtung im Organismus hervorzurufen.

XI/29 disp.: Hodenkrampf.

XI/30 tonis.:

Helonias D6–12: Magen- und Sexuskrankheiten, Impotenz, Frigidität, Blasensteine, Geburterleichterung.

Massage dieses Punktes heilt Enuresis noct., Heißhunger, Energiemangel des Drei Erwärmers, verschleppte Bronchitis, Grippe.

disp.: Hydrops, Lumbago, Gastralgie, Gastritis.

Aurum met. D 30: Anusschmerz, Bauchkrämpfe, Ovariitis, Magenkrämpfe, Nierensteine, Urethritis, Venenentzündung, Hodenentzündung, Venenstauung im Kl. Becken.

XI/36 tonis.:

Arsen jod. D6–12: Anaemie, seel. Labilität, Taubheit, Sehstörungen (steigert Sehfähigkeit durch 12 Moxen), Abmagerung.

Alle Pulse der linken Hand versagen, Hypotonie, Tachycardie, Grippe, verschleppte Bronchitis, Angina tons., Arteriosklerose.

disp.:

Pulsatilla D6–30: überempfindlicher Magen, Anaemie der Frau (sensibel, zart, nervös, labil), Angina pect., Aphonie, Ascites.

Nadel nicht zu lange stecken lassen!

Weitere Indikationen:

Anacardium orientale D30: Warzen an den Händen, Urticaria, Ulcus ventr. et duodeni, Ataxie.

Beriberi, Brustwarzenentzündung, Cystitis, Diarrhoe, Distorsionen, Dyspepsie, Ekzem, Enteritis, Epilepsie, Geburt-Erleichterung, Grippe, Hemiplegie, Ikterus, Ischialgie, Harninkontinenz, Kopfschmerz, Krampfadern, Kreislaufstörung, Lumbago, Magenatonie, Hyperacidität, Magenkrämpfe, Nierensteine, Obstipation (bei Atonie), Ohrgeräusche, Paralyse, Schwerhörigkeit, Singultus, Wadenkrämpfe.

Spezialpunkte:

XI/2 disp.:

Ohrenkrankheiten, Facialiskrämpfe, Trigeminusneuralgie.

XI/12 disp.:

Hyoscyamus C30: Schlaflosigkeit infolge Erregung, Aphonie, Nymphomanie, Onanie schlimmster Art, Migräne, Ohrgeräusche.

XI/26 disp.:

Ignatia C30: Kummer, Rechthaberei, Angst.

XI/31 disp.: Hämorrhoiden, Diarrhoe, Blutungen.

Iris vers. D6–12: Spezialpunkt bei Kopfschmerzen.

XI/32 disp.: Spezialpunkt für alle Gefäße, Arterien und Venen.

Palpationsempfindlich bei allen Krankheiten, Arteriitis.

Es bestehen Beziehungen zwischen: Magen – Milz-Pankreas – Dickdarm – Gallenblase.

XI.
(M)

XII. Milz-Pankreas-Meridian (MP)

Inn

Anregungszeit: 11—13 Uhr
Beruhigungszeit: 9—11 Uhr

Tonisierungspunkt: XII/1–2

ARSEN. ALB. D6–30: Unruhe, Angst, Aufgeregtheit, Schweißausbruch, unlöschbarer Durst, Diarrhoe, Lähmung der unteren Extremitäten, Facialislähmung, Magengeschwür, Diabetes, Abmagerung, Magensäureüberschuß.
Konzentrationsschwäche der Kinder.
SECALE CORN. D3–6: Durst, Polyurie, Diabetes.

Weitere Indikationen:

Angina t., Enteritis, Erbrechen, Erschöpfung, Gastralgie, Gedächtnisschwund, Ischias, Lumbago, Mastoiditis, Anorexie, Abszeß, Distorsionen.

Dispersierungspunkt: XII/5

Spezialpunkt für Venenerkrankungen.
SILICEA D30–200: Milzschwellung, Anaemie, Obstipation, Konvulsionen, Rachitis.
CEANOTHUS AMERIC. Ø – D1: Leukaemie, Diabetes.

Quellpunkt: XII/3

tonis.: Flatulenz, Erschöpfung, Gedächtnisschwund.
CHINA D6: Anaemie, Pankreasinsuffizienz, Lähmungsgefühl des Körpers, Prostatitis, Herzschwäche, Malaria.
disp.: Kopfschmerz, Lumbago, Anorexie.
ALOE D6: Hypertrophie oder Überfunktion der Milz oder der Bauchspeicheldrüse, Magenkrampf, Magensäureüberschuß, Erbrechen, Obstipation, Haemorrhoiden, Lumbago, Ruhr.
NUX VOM. D6–12: sitzende Lebensweise, Appetitlosigkeit, saures Aufstoßen, Obstipation mit vergeblichem Drang, Magengeschwüre, Haemorrhoiden, Dyspepsie, Erbrechen, Gastritis.

Unterstützungspunkt: III/20

CEANOTHUS AMERIC. D6: bestes Milzheilmittel (Stauffer), oral Ø D3.

Alarmpunkt: XII/15

linksseitig: Hämaturie, Ohnmacht, Anämie.
NUX VOM. D4–6–12: Bestzeit 9 bis 11 Uhr.
CHINA D30: Anorexie, Leberkolik, Malaria, Lungen-Tbc, Diarrhoe, Flatulenz, Ohrenkrankheiten.
rechtsseitig: Enteritis, Gastralgie, Nierensteine.
CEANOTHUS AMERIC. D6 oder CEANOTHIN (+ III/20 disp., VIII/13 disp. oder tonis. nach Puls), Epilepsie.

Passagepunkte: XII/4

Milz-Pankreas → Magen: Diarrhoe, Dyspepsie, Enteritis.
PODOPHYLLUM D6–12: Leberschwellung, Ikterus, Lehmstühle wäßrig, stinkend, saures Aufstoßen, Erbrechen, Zähne fühlen sich stumpf an, Obstipation.

SEPIA D6—12: Amenorrhoe, Dysmenorrhoe, Gastralgie, chron. Metritis, Anorexie, Angina pect., Prolapsus, Blutungen.

XI/40 Magen→Milz-Pankreas:
MOSCHUS D3—6: nervöses Magenleiden, Keuchhusten.

XII/21—I/1 Milz-Pankreas→Herz: durch Silberpflaster kurzschließen.
ACONITUM D6—30: Erkältung, hochrote Wangen, Fieber, Tachycardie bei geschwächtem Herzen.

Komplementärpunkte: XII/5 tonis:
CALCIUM FLUOR. D30: Verhärtung von Fascien und Bändern, Linsentrübung, Rachitis, Arthritis deform. (+ TRIDENTALIS EUROP.-TINCT. einreiben), Skrofulose.
AESCULUS D6—12: Stauungen im Venensystem, im Rückenmark, in den Schleimhäuten und Gelenken. Kopfschmerz, Schwindel, Armneuralgie, Fließschnupfen, Aufstoßen, Sodbrennen, Fluor albus; beseitigt Krampfaderschmerz, ohne sie zu heilen!

Weitere Indikationen:

Heiserkeit, Katarakta, Keuchhusten, Laryngitis, Magenatonie.
ACID FLUOR D12: Pruritus sen, Hordeolum, Ulcus cruris, Mykosen, Schlaflosigkeit, Salpingitis, Analfissuren, Analfistel, Flatulenz, Erschöpfung, Gedächtnisschwund, Anorexie, Dyspepsie, Erbrechen, Gastritis, Adipositas, Hämorrhoiden, Parese.

XII/6 Herr des Blutes (deckt sich mit IV/8 und VIII/5).
tonis.: läßt die arterielle Tension ansteigen.
Erschöpfung, Ataxie, Parese, Orchitis, Magenatonie.
SECALE CORN. D6: Kribbeln in der Haut, Blasenlähmung, Anämie, Urethritis, Menorrhagie, Arteriosklerose, Cholecystitis.
disp.: setzt die arterielle Tension herab, bringt Blutungen zum Stillstand. Urticaria, Angina pect., Arteriitis, Otitis media, Herpes zoster.
KALIUM CARB. D6—30: Amenorrhoe, Leukorrhoe, Obstipation, Neuralgie der unteren Extremitäten, Aphasie, Anosmie, Enuresis noct., Gastritis.

XII/8 disp.: Infektion, Venenentzündung — druckschmerzhaft.
PYROGENIUM D30: Appendizitis, (2. Appendixpunkt!).

XII/9 tonis.: Harninkontinenz, Ataxie, Flatulenz, Otitis media, peritonitis, Lumbago, Enuresis noct.
CAUSTICUM D30: Lähmungen nach Erkältung.
disp.: Urethritis, Angina lac., Ascites, Schlaflosigkeit, Angina pect., Vulvovaginitis, Urethritis.
NUX VOM. D6: chron. Obstipation, Drüsenentzündung, Gallenkolik, Arthritis.

XII/11 disp.:

IRIS VERS. D6: Hauptpunkt für Kopfschmerzen.

Es bestehen Beziehungen zwischen Milz-Pankreas, Herz, Leber, Magen.

W u n d e r m e r i d i a n :

Befehlspunkt: XII/4 – Koppelungspunkt: V/6.

XII.
(MP)

XIII. Konzeptions-Meridian (KG)

Inn

Keine Bestzeiten
Keine Pulsstelle

XIII/24 tonis:

KALIUM PHOS. D6–12: Nervenverbrauch, Herzversagen.
disp.: Aufgeregtheit, Neuralgie.
PYROGEN. D30: Folgen von Diphtherie, Gaumensegellähmung, plötzl. Aphasie, Schwerhörigkeit (+ BRYONIA D6–12), Facialislähmung (+ ARSEN. ALB. D6–12), Diabetes, Durst, Paradentose, Stomatitis ulc., Zahnschmerzen.

XIII/22 disp.:

RUMEX CRISP. D3–6: Kitzelhusten, Stimmbandlähmung, morgendlicher Durchfall, Heiserkeit.
MERCURIUS JOD. FLAV. D6: rechtswirksam.

XIII/21 disp.: Flatulenz, Aphonie.

KALIUM BICHROM. D6–12: Angina, Asthma, Sodbrennen, Magenkrämpfe, Magenübersäuerung, chronische Katarrhe von Nase, Stirnhöhle, Kehlkopf.

XIII/20 disp.:

BUFFO RANA D30: Epilepsie (Anfall beginnt mit Schrei), Krämpfe (+ CUPRUM MET. D12).

XIII/18 disp.: gastrocardialer Symptomkomplex.

MERCURIUS JOD. D6: Pleuritis, Herzschmerzen (wenn Diphtherie vorangegangen + LACHESIS D11 oral).

XIII/17 Oberer Alarmpunkt des Drei Erwärmers (Atmung), Bronchitis.

disp.:
RAPHANUS D6: Keuchhusten, Anorexie, Anurie, Nierensteine, Intercostalneuralgie, Kehlkopfkrampf, Asthma, Thyreotoxikose, Tic convulsiv, Kreislaufstörung, Erbrechen.

XIII/15 disp.:

ACID. PHOS. D6–12: Laryngitis, Emphysem, Asthma, Bronchitis.

XIII/14 Alarmpunkt des Herzens. Angina p., Brachialgie, Alpdrücken.

disp.: Gastritis, Vegetative Dystonie, Hysterie.
IPECACUANHA D6–12: andauernde Übelkeit mit Würgen und Erbrechen, Pericarditis, Schlafstörung, Fahrkrankheit.

XIII/13 disp.: Dysenterie, Enteritis, Epilepsie, Abmagerung.

CUPRUM MET. D12: Gastralgie, intestinale Koliken, Würmer, Bronchitis.

XIII/12 Alarmpunkt des Magens und mittlerer Alarmpunkt des Drei Erwärmers (Verdauung, Stoffwechsel), Gastritis, Stomatitis.

disp.: Paradentose, Mastoiditis, Abszeß, Analfistel.
THUJA D6: Übelkeit, Erbrechen, Magenkrampf, Anorexie, viel Durst, Flatulenz, Polyurie, Thyreotoxikose, Asthma.

XIII/11 disp.:

MEZEREUM D30: Obstipation (Anlage vererbt), Abmagerung.

XIII. (KG)

XIII/9 disp.: Furunkulose, Panaritium, Frostbeulen.
Silicea D30: Obstipation, Knocheneiterung, Zahnabszeß.

XIII/8 (1 cm rechts und links neben dem Nabel).
tonis.: drei Tage nach der Menstruation ermöglicht Konzeption.

XIII/7 unterer Alarmpunkt des Drei Erwärmers (Urogenitalsystem).
disp.:
Cantharis D6–30: Entzündungen des Urogenitaltraktus und der Sexualorgane, Metritis, Onanie.

XIII/6 „Meer von Energie“
tonis.: Emphysem, Enteritis, Frostbeulen, Impotenz.
Silicea D200: Erschöpfung, Abmagerung, völlige Energielosigkeit, Sterilität, Bettnässen, Neurasthenie, Nausea, Peritonitis, Diarrhoe.

XIII/5 Hauptalarmpunkt des Drei Erwärmers.
disp.: Gastritis, Ulcus ventriculi.
Phosphor. D6–30: Hepatitis, Magenbrennen nach dem Essen, leeres Aufstoßen, Fluor albus, Fieber, Abmagerung.
Lachesis D30: Herz wird schwach, besonders nach dem Essen, Magenkrampf, Kopfschmerzen, Ascites.
Pyrogenium D30: entartete Darmflora, Flatulenz, Asthma.

XIII/4 Alarmpunkt des Dünndarms, Sterilität der Frau, Enteritis, Cystitis.
disp.: Hämorrhoiden, Prostatitis, Flour albus.
Hydrastis D6–30: Knochenschmerzen, Blähungen, Darmverschleimung, Pollakisurie.

XIII/3 Alarmpunkt der Blase
disp.:
Cantharis D6: Blasenentzündung, Harninkontinenz.
Dulcamara D3: Sommerdiarrhoe, Nasenbluten anstelle der Menses, Harn salzig und trübe, übelriechend, Kolikschmerzen, Schwerhörigkeit, Augenentzündung, Lumbago, Rheuma.
Belladonna D6–12: Blasenentzündung infolge Erkältung oder Grippe, Ascites.

Entspricht im Verlauf dem Wundermeridian in Lu: Befehlspunkt: IX/7 – Koppelungspunkt: IV/6.

Raum für Notizen

XIV. Gouverneur-Meridian (GG)

Yang

Keine Bestzeiten
Keine Pulsstelle

XIV/1 disp.: Haemorrhoiden, Lumbago, Rectumprolapsus, Anusschmerzen, Prostatitis, Vaginismus, Gingivitis, Rhinitis, Kopfschmerz.

XIV/2 disp.: Lumbago, Beruhigung der Geburtsschmerzen, Ulcus ventric.

XIV/3 disp.: Lumbago, Gonarthritis, Enteritis, Myelitis, Salpingitis.

STAPHISAGRIA D3–6: Prostatahypertrophie, Gerstenkorn, Darmatonie infolge Schwäche und Erschöpfung, Ischias, Gonorrhoe (Spätfolgen + THUJA D30), übermäßige sexuelle Reizbarkeit, Perversität, Hang zur Einsamkeit, Abneigung gegen das andere Geschlecht, Diabetes, Impotenz.

SABAL SERRUL. D2–6: Prostatitis.

STRAMONIUM D30: Liebeswahnsinn, sexuelle Überreizung, Nymphomanie, Onanie, Neuralgie, Gehirnerschütterung, Frakturen.

tonis.:

GINSENG Ø –D3: Frigidität, Sterilität, Impotenz; Diabetes.

XIV/4 tonis.: körperliche und seelische Erschöpfung, sek. Anaemie, Erschlaffung der Uterusbänder, Lumbago, Frigidität.

disp.: Nierenschmerzen, Menstruationsstörungen, Paresen, Salpingitis.

XIV/5 disp.:

ARGENT. NITR. D6–12: Dyspepsie, Magengeschwür, Lumbago, Gastralgie.

tonis.: „Tor des Lebens“, Aktivierung der Lebenskräfte, Paralyse, Diabetes.

Quellpunkt: XIV/6 Zentralpunkt des Rückens, der psychosomatischen Störungen im Sinne manischer Depressionen; Anorexie, Ikterus, vorzeitiges Altern.

XIV/6a Entwicklungsstörungen der Kinder.

XIV/7 disp.: Nierenschmerzen, Epilepsie.

XIV/13 tonis.: Vereinigung aller Yang-Meridiane.

ACID. PICRIN. D6–12: Schwächezustände nach Infektionskrankheiten, Medullarerkrankungen, nervöse Erschöpfung.

XIV/15 disp.:

CUPRUM ARSEN. D30: Aphonie, Hypertonie, Ikterus, Psychosen.

XIV/16 Cavete! Haargrenze niemals Moxa! Gefahr des Sprachverlustes!

Spezialalarmpunkt: Druckempfindlichkeit bei Erkrankungen von Darm, Leber und Testikel.

XIV/19 tonis.: Anosmie, Aphonie, Hemiplegie, Arteriosklerose.

ZINCUM MET. D6: alle oberflächlichen Pulse versagen, Schwerhörigkeit.

disp.: Migräne, Nausea, Hysterie, Tic convulsiv, Schwindel.

ZINCUM MET. D30 + THERIDION D3: alle tiefen Pulse versagen, Ptosis.

LOLIUM TEMUL. D6–30: Tobsuchtsanfall, Epilepsie, Pavor nocturnus, Neurasthenie, Melancholie, Diarrhoe, Rhinitis.

XIV/20 disp.:
Spezialalarmpunkt: Druckempfindlich bei Erkrankungen von Magen und Leber.

XIV/23 disp.: Migräne.
Stockschnupfen, Nasenbluten (kann durch Abbinden der Fingerkuppe des kleinen Fingers auf der blutenden Seite innerhalb von Sekunden zum Stehen kommen), Epilepsie (Unterstützung durch festes Zufassen und Drücken des sogen. „Lungenmuskels" zwischen Daumen und Zeigefinger wenige Minuten lang – siehe auch X/4 – kann Anfall kupieren), Tränendrüsenentzündung.

XIV/23a disp.: In der Mitte zwischen den Augenbrauen, Stichrichtung von oben senkrecht nach unten in Richtung der Nasenspitze: beseitigt alle Nasenkrankheiten (Japanische Einstichakupunktur).

Entspricht im Verlauf dem Wundermeridian in Dü (S. 27).
Befehlspunkt: II/3 – Koppelungspunkt: III/62.

C. Aufstellung der Chinesischen Punkte

DIE GEBRÄUCHLICHSTEN CHINESISCHEN PUNKTE UND IHRE ABKÜRZUNGEN*)

Meridian	nach Busse	deutsch	französisch
Herz	I	H	C.
Dünndarm	II	Dü	I. G.
Blase	III	Bl	V.
Niere	IV	N	R.
Kreislauf-Sexus	V	KS	M. D. C.**)
Dreifacher Erwärmer	VI	DE	T. R.
Gallenblase	VII	Gbl	V. B.
Leber	VIII	Le	F.
Lunge	IX	Lu	P.
Dickdarm	X	Di	G. I.
Magen	XI	M	E.
Milz-Pankreas	XII	MP	R. P.
Konzeptionsgefäß	XIII	KG	V. C.
Gouverneurgefäß	XIV	GG	V. G.

✶

Punkt	nach Busse	Abkürzung deutsch	französisch
CHANG-IANG	X/1	Di. 1	G. I. 1
CHANG-KOANN	XIII/13	KG. 13	V. C. 13
CHANG TSIAO	III/31	Bl. 31	V. 31
CHANG-TSIOU (Fuß)	XII/5	MP. 5	R. P. 5
CHAO-CHANG	IX/11	Lu. 11	P. 11
CHAO-RAE	I/3	H. 3	C. 3
CHAO-TCHRONG	I/9	H. 9	C. 9
CHE-KOANN	IV/18	N. 18	R. 18
CHE-MENN	XIII/5	KG. 5	V. C. 5
CHENN-FONG	IV/28	N. 28	R. 28
CHENN-IU	III/23	Bl. 23	V. 23
CHENN-MENN	I/7	H. 7	C. 7
CHENN-MO	III/62	Bl. 62	V. 62
CHENN-TAO	XIV/10	GG. 10	V. G. 10
CHENN-TCHOU	XIV/11	GG. 11	V. G. 11
CHENN-TSRANG	IV/25	N. 25	R. 25
CHOE-FENN	XIII/9	KG. 9	V. C. 9
CHOE-TAO	XI/28	M. 28	E. 28
CHOE-TROU	XI/10	M. 10	E. 10
CHOU-KOU	III/65	BL. 65	V. 65
EL-MENN	VI/23	DE. 23	T. R. 23
EL-TSIENN	X/2	Di. 2	G. I. 2
FEI-IANG	III/58	Bl. 58	V. 58
FEI-IU	III/13	Bl. 13	V. 13

*) Mit freundlicher Genehmigung des Autors aus: *August Brodde,* Ratschläge für den Akupunkteur, Richard Pflaum Verlag, München 1955.

**) eine andere gebräuchliche Abkürzung: E. C. S. (Enveloppe du Coeur-Sexualité)

Punkt	nach Busse	Abkürzung deutsch	französisch
FONG-FOU	XIV/15	GG. 15	V. G. 15
FONG-LONG	XI/40	M. 40	E. 40
FONG-MENN	III/12	Bl. 12	V. 12
FOU-LEOU	IV/7	N. 7	R. 7
IA-MENN	XIV/14	GG. 14	V. G. 14
IANG CHE	VIII/12	Le. 12	F. 12
IANG-FOU	VII/38	Gbl. 38	V. B. 38
IANG-KOANN	XIV/3	GG. 3	V. G. 3
IANG-LINGTS'IUANN	VII/34	Gbl. 34	V. B. 34
IANG-TCHRE	VI/4	DE. 4	T. R. 4
I-FONG	VI/17	DE. 17	T. R. 17
ING-TCHROANG	XI/16	M. 16	E. 16
ING-SIANG	X/20	Di. 20	G. I. 20
INN-LINGTS'IUANN	XII/9	MP. 9	R. P. 9
INN-TSIAO (Bauch)	XIII/7	KG. 7	V. C. 7
IONG-TS'IUANN	IV/1	N. 1	R. 1
IOU-MENN	IV/21	N. 21	R. 21
IUANN-IE	VII/22	Gbl. 22	V. B. 22
IU-FOU	IV/27	N. 27	R. 27
IUNN-MENN	IX/2	Lu. 2	P. 2
IU-TRANG	XIII/18	KG. 18	V. C. 18
JE-IUE	VII/24	Gbl. 24	V. B. 24
JENN-KOU	IV/2	N. 2	R. 2
JOU-KENN	XI/18	M. 18	E. 18
KANN-IU	III/18	Bl. 18	V. 18
KAO-ROANG	III/39	Bl. 39	V. 39
KOANG-MING	VII/37	Gbl. 37	V. B. 37
KOANN-IUANN	XIII/4	KG. 4	V. C. 4
KOE-LAE	XI/29	M. 29	E. 29
KO-IU	III/17	Bl. 17	V. 17
KO-KOANN	III/41	Bl. 41	V. 41
KONG-SOUN	XII/4	MP. 4	R. P. 4
KRO-TCHOU-JENN	VII/3	Gbl. 3	V. B. 3
KROU-FANG	XI/14	M. 14	E. 14
KROUN-LOUN	III/60	Bl. 60	V. 60
LEANG-MENN	XI/21	M. 21	E. 21
LI-KEOU	VIII/6	Le. 6	F. 6
LI-TOE	XI/45	M. 45	E. 45
LIE-TSIUE	IX/7	Lu. 7	P. 7
MING-MENN	XIV/4	GG. 4	V. G. 4
NAO-ROU	XIV/16	GG. 16	V. G. 16
NEI-KOANN	V/6	KS. 6	M. D. C. 6
OAE-KOANN	VI/5	DE. 5	T. R. 5
TCHE-INN	III/67	Bl. 67	V. 67
TCHE-TCHENG	II/7	Dü. 7	I. G. 7
TCHONG-FOU	IX/1	Lu. 1	P. 1
TCHONG-KOANN	XIII/12	KG. 12	V. C. 12
TCHONG-TCHOU (Hand)	VI/3	DE. 3	T. R. 3
TCHONG-TCHOU (Bauch)	IV/15	N. 15	R. 15
TCHONG-TCHRONG	V/9	KS. 9	M. D. C. 9
TCHONG-TING	XIII/16	KG. 16	V. C. 16
TCHONG-TSI	XIII/3	KG. 3	V. C. 3
TCHRE-TSINN	VII/23	Gbl. 23	V. B. 23
TCHRE-TSRE	IX/5	Lu. 5	P. 5
TCHRONG-IANG	XI/42	M. 42	E. 42
T'IENN-IOU	VI/16	DE. 16	T. R. 16
TIENN-TCHRE	V/1	KS. 1	M. D. C. 1
TIENN-TCHROU	XI/25	M. 25	E. 25
TIENN-TROU	XIII/22	KG. 22	V. C. 22

Punkt	Abkürzung nach Busse	deutsch	französisch
TIENN-TSIAO	VI/15	DE. 15	T. R. 15
TIENN-TSING	VI/10	DE. 10	T. R. 10
TING-ROE	VII/2	Gbl. 2	V. B. 2
TOU-IU	III/16	Bl. 16	V. 16
TRAE-I	XI/23	M. 23	E. 23
TRAE-IUANN	IX/9	Lu. 9	P. 9
TRAE-PO	XII/3	MP. 3	R. P. 3
TRAE-TCHRONG	VIII/3	Le. 3	F. 3
TRAE-TSRI	IV/3	N. 3	R. 3
TRANN-TCHONG	XIII/17	KG. 17	V. C. 17
TRAO-TAO	XIV/12	GG. 12	V. G. 12
TRONG-KOU	IV/20	N. 20	R. 20
TRONG-LI	I/5	H. 5	C. 5
TSE-ROU	IV/13	N. 13	R. 13
TSIENN-IU	X/15	Di. 15	G. I. 15
TSIENN-LI	XIII/11	KG. 11	V. C. 11
TSIENN-TCHONG	II/15	Dü. 15	I. G. 15
TSIENN-TSING	VII/21	Gbl. 21	V. B. 21
TSIE-TSRI	XI/41	M. 41	E. 41
TSING-KOU	III/64	Bl. 64	V. 64
TSING-MENN	VII/25	Gbl. 25	V. B. 25
TSIOU-KOU	XIII/2	KG. 2	V. C. 2
TSIOU-OE	XIII/15	KG. 15	V. C. 15
TSIOU-SIU	VII/40	Gbl. 40	V. B. 40
TSIOU-TCHRE	X/11	Di. 11	G. I. 11
TSIOU-TS'IUANN	VIII/9	Le. 9	F. 9
TSI-TCHONG	XIV/6	GG. 6	V. G. 6
TSIUE-INN-IU	III/14	Bl. 14	V. 14
TSIUE-PRENN	XI/12	M. 12	E. 12
TSIU-KOANN	XIII/14	KG. 14	V. C. 14
TSRE-KONG	XIII/19	KG. 19	V. C. 19
TSRI-MENN	VIII/14	Le. 14	F. 14
TSRI-RAE	XIII/6	KG. 6	V. C. 6
TSRI-TCHRONG	XI/30	M. 30	E. 30
TSRI-TSIUE	IV/13	N. 13	R. 13
TSROANN-TCHOU	III/2	Bl. 2	V. 2
OAE-LING	XI/26	M. 26	E. 26
OANN-KOU (Hand)	II/4	Dü. 4	I. G. 4
OE-IU	III/21	Bl. 21	V. 21
OE-TAO	VII/28	Gbl. 28	V. B. 28
OE-TCHONG	III/54	Bl. 54	V. 54
OE-TSRANG	III/45	Bl. 45	V. 45
OU-I	XI/15	M. 15	E. 15
PAE-LAO	XIV/13	GG. 13	V. G. 13
PAE-ROE	XIV/19	GG. 19	V. G. 19
PIENN-LI	X/6	Di. 6	G. I. 6
PI-IU	III/20	Bl. 20	V. 20
PI-KOANN	XI/31	M. 31	E. 31
POU-JONG	XI/19	M. 19	E. 19
POU-LANG	IV/22	N. 22	R. 22
PRANG-KOANN-IU	III/28	Bl. 28	V. 28
REOU-TSRI	II/3	Dü. 3	I. G. 3
ROA-KAE	XIII/20	KG. 20	V. C. 20
ROANG-IU	IV/16	N. 16	R. 16
ROANN-TIAO	VII/30	Gbl. 30	V. B. 30
RO-KOU	X/4	Di. 4	G. I. 4
RO-TSIAO	VI/22	DE. 22	T. R. 22
RONG-KOU	IV/11	N. 11	R. 11
ROUN-MENN	III/42	Bl. 42	V. 42

Punkt	nach Busse	Abkürzung deutsch	französisch
ROUO-TCHONG	IV/26	N. 26	R. 26
SANN-INN-TSIAO	VIII/5 IV/8 XII/6	Le. 5 N. 8 MP. 6	F. 5 R. 8 R. P. 6
SANN-LI (Arm)	X/10	Di. 10	G. I. 10
SANN-LI (Bein)	XI/36	M. 36	E. 36
SANN-TSIAO-IU	III/22	Bl. 22	V. 22
SANN-TSIENN	X/3	Di. 3	G. I. 3
SE-MENN	IV/14	N. 14	R. 14
SIAO-RAE	II/8	Dü. 8	I. G. 8
SIAO-TCHRANG-IU	III/27	Bl. 27	V. 27
SIE-TSRI	VII/43	Gbl. 43	V. B. 43
SING-TSIENN	VIII/2	Le. 2	F. 2
SINN-IU	III/15	Bl. 15	V. 15
SIUANN-TCHROU	XIV/5	GG. 5	V. G. 5
SIUANN-TSI	XIII/21	KG. 21	V. C. 21
TAE-MO	VII/26	Gbl. 26	V. B. 26
TA-LING	V/7	KS. 7	M. D. C. 7
TANN-IU	III/19	Bl. 19	V. 19
TA-PAO	XII/21	MP. 21	R. P. 21
TA-RONG	XII/15	MP. 15	R. P. 15
TA-TCHONG	IV/4	N. 4	R. 4
TA-TCHRANG-IU	III/25	Bl. 25	V. 25
TA-TCHROU	III/11	Bl. 11	V. 11
TA-TOU (Fuß)	XII/2	MP. 2	R. P. 2
TA-TSIU	XI/27	M. 27	E. 27
TCHANG-MENN	VIII/13	Le. 13	F. 13
TCHAO-RAE	IV/6	N. 6	R. 6
TCHE-CHE	III/47	Bl. 47	V. 47

D. Indikationsverzeichnis

Das Verzeichnis stellt eine Synthese aus dem reichen Erfahrungsschatz dar, den Morant, de la Fuye und Ferreyrolles uns bieten. Es sind in der Hauptsache nur die Angaben ausgewählt, die als klinisch erprobt angegeben wurden. Aber auch diese konnten bei der Fülle des vorliegenden Materials nur zum Teil gebracht werden.
Die Pulsdiagnose wird keineswegs überflüssig. Vielmehr ist diese, auch wenn die Diagnose bereits einwandfrei festliegt, zur Aufdeckung der Zusammenhänge, zur Vervollständigung und oft auch zur Berichtigung erforderlich. Ferner entscheiden die Pulse darüber, ob ein Punkt tonisiert oder dispersiert werden muß, wenn keine diesbezüglichen Angaben darüber vorliegen und wenn nach Lage des Falles die Entscheidung beim Behandler liegt.
Die Meridiane sind durch die allgemein hierfür gebräuchlichen Ziffern I–XIV bezeichnet, die Punkte auf den Meridianen wurden bei unseren Angaben durch — getrennt.
dt bedeutet: Nadelart nach Fall.

✶

Verzeichnis der Fremdwörter

Folgende Namen wurden im Indik.-Verzeichnis durch medizinische Fachausdrücke ersetzt:

Angst — Pavor
Appetitlosigkeit — Anorexie
Aufblähung — Tympanie — Meteorismus
Bewegungsstörung — Ataxie
Blutüberfülle — Kongestion
Blutung, ausgedehnte — Ekchymosis
Eileiterentzündung — Salpingitis
Empfindungsstörung — Parästhesie
Erinnerungsverlust — Amnesie
Eiterfluß — Blenorrhagie
Erschlaffung — Atonie
Geruchsverlust — Anosmie
Haarschwund — Alopecia
Harndrang, häufiger — Pollakisurie
Harnröhrenentzündung — Urethritis
Harnverhaltung — Anurie
Herz-Kompensationsstörung — Asystolie
Hodenentzündung — Orchitis
Hornhautentzündung — Keratitis
Hüftgelenkentzündung — Coxitis
Knochenerweichung — Osteomalazie
Kurzsichtigkeit — Myopie
Lähmung, vollständig — Paralyse
  unvollständig — Parese
Leukozyten
  Chronische Vermehrung — Leukämie
  Akute Vermehrung — Leukozytose
  Verminderung — Leukopenie
Linsentrübung — Katarakta
Luftschlucken — Aerophagie
Menstruation
  Ausbleiben — Amenorrhoe
  Außerhalb des Zyklus — Metrorrhagie
  Schmerzhaft — Dysmenorrhoe
  Zu starke — Menorrhagie
Muttermal — Naevus vasculosus
Netzhautentzündung — Retinitis
Niere, Entzündung, nicht eitrig — Brightsche Krankheit
Pilzkrankheit — Mykose
Rachenentzündung — Pharyngitis
Regenbogenhautentzündung — Iritis
Rückenmarkentzündung — Myelitis
Ruhr — Dysenterie
Scheidenentzündung — Vulvovaginitis
Schiefhals — Torticollis
Schläfrigkeit — Somnolenz
Schüttelkrämpfe — Konvulsionen
Schwellung der Kehlkopfschleimhaut — Glottisödem
Sensibilitätsstörung der Glieder — Akroparästhesie
Stimmverlust — Aphonie
Sprachverlust — Aphasie
Überfülle — Plethora
Warzenfortsatz-Entzündung — Mastoiditis
Zahnfleischentzündung — Gingivitis

Zusammenstellung einiger im Indikationsverzeichnis auftretender medizinischer Fachausdrücke

Aerophagie – Luftschlucken
Akroparästhesie – Sensibilitätsstörungen
Alopecia – Haarschwund
Amnesie – Erinnerungsverlust
Anorexie – Appetitlosigkeit
Anosmie – Geruchverlust
Aphasie – Sprachverlust
Aphonie – Verlust der Stimme
Asystolie – Kompensationsstörung des Herzens
Ataxie – Bewegungsstörung
Atonie – Erschlaffung
Blennorrhagie – Eiterfluß
Brightsche Krankheit – nicht eitrige Nierenerkrankung
Coxitis – Hüftgelenkentzündung
Dysenterie – Ruhr
Ekchymosis – ausgedehntere, scharfbegrenzte Blutung
Gingivitis – Zahnfleischentzündung
Glottisödem – Schwellung der Kehlkopfschleimhaut
Harninkontinenz – Unfähigkeit, den Harn zu halten
Iritis – Regenbogenhautentzündung
Katarakta – Linsentrübung
Keratitis – Hornhautentzündung
Kongestion – Blutüberfülle
Konvulsionen – Schüttelkrämpfe
Leukämie – Chron. Vermehrung der Leukozyten
Leukozytose – Akute Vermehrung d. L. (Infektion!)
Leukopenie – Verminderung der L. (Sepsis)
Mastoiditis – Entzündung des Warzenfortsatzes
Menstruationsbeschwerden:
  Amenorrhoe – Ausbleiben der Menstruation
  Dysmenorrhoe – Schmerzhafte Menstruation
  Menorrhagie – zu starke Menstruation
  Metrorrhagie – M.-Blutung außerhalb des Zyklus
Metritis – Uterusentzündung
Myelitis – Rückenmarkentzündung
Mykosen – Pilzkrankheiten
Myopie – Kurzsichtigkeit
Naevus vasculosus – Muttermal
Orchitis – Hodenentzündung
Osteomalazie – Knochenerweichung
Paralyse – Lähmung
Parese – Unvollständige Lähmung, Schwäche
Pavor – Angst
Peritonitis – Bauchfellentzündung
Pharyngitis – Rachenentzündung
Plethora – Überfülle
Pollakisurie — häufiger Harndrang
Retinitis – Netzhautentzündung
Salpingitis – Eileiterentzündung
Somnolenz – Schläfrigkeit, Benommenheit
Torticollis – Schiefhals
Trismus – Kieferklemme
Tympanie – Meteorismus, Aufblähung
Urethritis – Harnröhrenentzündung
Vulvovaginitis — Scheidenentzündung

✶

A

Abmagerung
III 25 dt
VI 3t (Ikterus)
XI 36t (Erbrechen) – 41t
XII 2t
XIII 5t (A. trotz guter Ernährung)
11dt (A. trotz guten Appetits, Durst)
13t (s. Diabetes)
6t

Abszeß
VIII 3d (auch rezidivierend)
XII 2t (bösartig)
5d (Zahn-A.)
XIII 12d (Hals-A.)

Adipositas
VIII 12t
XII 5d

Afterbrennen
II 5d
III 17d
XII 5d

Akne
III 54d–67t (A. vulgaris)
IV 16t
X 4d–6d (A. juvenilis)
10d (bei Obstipation P. druckempfindlich)

Akroparästhesie
I 3td
III 23t–54
IV 1t
X 15t

Albuminurie
III 2dt–58d
IV 3t (Obstipation)–21t–23d
VII 26d (Lebererkrankung, Gallensteine, Anurie)
III 2t

Alkoholismus
XI 45d

Allergie
V 9t

Alopecia
III 54dt

Alpdrücken
I 9t (Herzschmerzen)
XII 5d
XIII 14d

Altersschwäche
X 4d
XI 10dt

Amenorrhoe
(s. Menstruationsstörungen)
XII 4d–6d

Amnesie
IX 7d (nach Grippe, Zunge gelähmt)
XIV 19t (Totalerschöpfung, Zunge gelähmt, alle oberflächlichen Pulse versagen)

Anaemie
I 3t
III 15dt–20dt (Spezial-P. für Bluterkrankung)
–39t (Anreicherung des Blutes mit Erythrozyten, Nadel bleibt 5–8 Min. stekken. Nur alle 3 Wochen!)
+XI 35d (bei auftretendem Schwindel und Atemnot)
VII 24d (heftige Krämpfe der Leber)
–43t (nach Grippe)
VIII 13dt–5t (zerebrale Anämie-Kollaps?)
XI 30d (Dyspepsie)–XI/36t
36dt (seelische Erkrankung)
XII 2t (Magenkrämpfe)–3dt
5d (Fußgelenkschmerzen)
XIII 6t
XIV 19t (Gedächtnisschwäche)–4t

Analfissuren
III 17dt
XII 5t

Analfistel
XII 5d
XIII 12d (Tumorverdacht?)

Angina pectoris
I 5d (Herzangst, Angstschweiß)–9t
II 1d
III 17t
IV 3d–27d
V 1d (Hypertonie)–6d–7dt (Arrythmie, Gefühl der Umschnürung des Herzens, Endocarditis, Tachycardie)–9t
VI 3t–15d (rezidiv. Angina)–16t
20t
VIII 5t (Verbot bei Schwangeren)
XI 36dt (reizt den Vagus)–40dt
XII 4d–6–9d
XIII 14d

Angina tonsillaris
II 1d–17d
VI 15t–4t–17t
IX 1d–11d (mit septischen Temperaturen)
X 4d
10d–11d (akute Angina, drohender Schlundverschluß, bei Kindern genügt oft Massage des P. 4)
XI 10dt–36dt
XII 2t–9d (Obstipation)
XIII 21d

Angstzustände
I 5t
III 67t (Aufschrei im Schlaf)
IV 4t
V 7d
XI 12d–36d (Mangel an Selbstvertrauen)

Anorexie
I 5d–7t
III 19d–17dt–21t (A. trotz vielen Essens)
IV 1t–8t
VII 43t–44t–39t
XI 36d–41t–45d
XII 2t–3t–4t–15t
XIII 12d–17d
XIV 6dt

Anosmie
III 67d
X 4t–20dt
XI 45d (Gingivitis, Rhinitis)
XIV 19dt (Neurasthenie)

Anurie
III 31t (bei Prostata-Hypertrophie)
–65d–64d–67t (Blasenschwäche, Versagen der Niere)–2dt–58d
IV 1d (Blasenentzündung)
4t–6d–18dt
VI 4d (Bei Kindern genügt Massage dieses Punktes einige Minuten lang)–23dt
VII 9t
XII 6d–9dt
XIII 17d

Anusschmerz
XI 30d
XII 5d (Geschwüre)
XIV 1d

Apathie
IV 8t (Hypotonie)–4t
(Paralysis agit.)
XI 41t (Depressionen, Hysterie)

Aphasie
II 5t
IV 2d–7t
IX 5d
X 11d–4t
XI 10dt–6/7dt
XII 6d
XIII 24d

Aphonie
X 4t (Heiserkeit, Verschleimung) –9t–11d (Hemiplegie)
XI 12d–36dt (seel. Störungen)–10dt
XIII 21t
XIV 15d–19t

Aphthen
V 8d
XI 42d

Apoplexie
I 5d (Lähmungen) s. auch Hemiplegie
III 13t
IV 4dt
X 15d
XI 12d

Appendizitis
III 25d
VIII 2d
XI 36d Appendix-Punkt (Hauptpunkt. Er schwillt an und ist druckempfindlich. Nadel muß 1/2 Stunde stecken bleiben)
XII 8/9d 2. Appendix-Punkt.

Armlähmung nach Apoplexie
X 15dt

Arteriitis
IX 9dt
XI 32t
XII 6t

Arteriosklerose
III 62d
V 8d
VIII 21d–30d–34t
X 11d–15d
XI 36t
XII 6d
XIV 19t

Arthritis
Obere Gliedmaßen
II 4d–15d Impletol-Quaddeln um die Gelenke:
V 6d (Ellbogengelenk)
X 15d (Schultergelenk)

Untere Gliedmaßen
III 60d (Fußgelenk)
64dt (Hüftgelenk)
IV 6d (Fußgelenk)
5d (Bein)
V 6d (Bein)
VII 30d (Hüftgelenk)–41d–30d
34d (Kniegelenk)–41d–38dt
VIII 5d (nach Angina)
XI 41d (Fußgelenk)–12d
XII 5t (Fußgelenk)–11d
XIV 3d (Kniegelenk)

Arthrosis deformans
IV 6d

Ascites
III 27d–50dt–54t
VII 26d (Nierenerkrankung)
IX 5d–7d
X 4dt
XI 36d–42t
XII 9d
XIII 3d–5d

Asthenie
(s. auch Erschöpfung)
III 64d
VII 23t–24t
XI 10dt–36dt
XIII 6t (Nach Niederkunft und bei Greisen)
XIV 13t

Asthma bronchiale
IV 1d–3d (allgemein)–23d–27d
Beim Anfall
III 13dt–10d–12d–17d
IX 5d–7d
XIII 15d–5d–17d–21d
Nach dem Anfall
III 16d
VII 20t
VIII 2d–9t–13d
IX 1d–5d–7d–9t–11d
X 1d–4d
Weitere Punkte
IV 27d
VI 4dt–5t–15d
VII 15d–20d
VIII 3d
XI 10dt–36dt–40dt
XIII 6d–12dt

Ataxie
IV 4dt (Blasenentzündung)
VII 20dt–34t
XI 11dt–36dt
XII 6t–9t
XIV 6dt

Asystolie
I 3t

Atemnot (s. Dyspnoe)

Atmung
VI 3t (Anregung)
IV 2d (Atem übelriechend)

Atonie
II 4t (Darm)–3t (Dünndarm)
III 28t (Blase)–64t
VII 43t–44t (Gallenblase)
XIII 12t–13t
VIII 9t (Leber)
X 10t (Dickdarm)

Aufgeregtheit
III 62d
V 7d

VI 10d
IX 5d–11d (Zerebrale Kongestionen)
XII 2t
XIII 24dt

Aufwachen
XIII 14d (Wiedereinschlafstörung)

Aufstoßen, saures
VII 34t
VIII 13d (nach den Mahlzeiten)
IX 9t
XI 30d–36d–45d
XII 3d–5t–4d
XIII 5d

Augenkrankheiten (s. auch Katarakta)
VII 20d (Sehstörungen)
40d (Augenschmerz)
IX 7d–4dt (spezial Augenpunkt)
X 2d–4dt–15t (Ablatio retinae, Schwäche)
XI 30t–36dt
XIII 3d (Entzündung)–15d
Spezialpunkte
III 2dt
X 2dt (Blepharitis)
4dt (Keratitis, Grauer Star, angeboren)
IV 7t (eitrige Augenentzündung)

Aussehen, verfallenes
VI 5t

Ausfluß (s. Fluor)
Auswurf
VI 15d

B

Basedow (s. Thyreotoxikose)
Beriberi
XI 36t (steifer Gang, Lähmung, Avitaminose)

Beruhigungspunkte
I 7d (bei Schwäche)
VI 5d
IX 11d
XI 36d

Berührungsempfindlichkeit (s. Hyperästhesie)
Besessenheit
III 62d

Bettnässen (s. Enuresis nocturna)

Blähungen (s. Flatulenz)

Blasenerkrankungen
Wenn der Blasenpuls weich und leer oder schwer zu tasten ist, handelt es sich um häufigen Harndrang; wenn er hart und prall ist, um Harnverhaltung, um seltenes, aber starkes Urinieren, um eine Blasenentzündung.

Danach bedeutet:
Tonisieren der Blase – den Urin halten, dabei wird der Puls voller.
Dispersieren der Blase – die Harnverhaltung lösen. Der Puls wird dabei weich und leer.

A Tonisierung der Blase
III 28t–64t–67t
VII 40t
VIII 5t–9t
XI 36t

B Dispersieren der Blase
III 28d–58t–64d (Krämpfe)–65d (Cystitis)
IV 1d–2d
VII 28d–38d–40d
XI 30d (Steine)
XIII 3d–4d–6d–7d
Spezialpunkte
III 28t–65d (Blasenkrämpfe)
XII 6t (Blasenlähmung)
IV 4d (Blasensteine)
XIII 3d (Blasenkrampf)

Bleivergiftung
XI 28d–12d

Blepharitis (s. Augenkrankheiten)

Blinddarmentzündung (s. Appendizitis)

Blutungen
1. Aus dem Bereich der Atmungsorgane (Hämoptysis)
V 7dt–9t
IX 5d–9t
XI 31d
XIII 5d
2. Nach der Niederkunft (post Partum)
XIII 3d
3. Aus dem Magen (Hämatemesis)
III 17dt
XI 31d
4. Aus dem Darm
II 15d
XII 4t
5. Aus dem Uterus (Ca ausgeschlossen)
VIII 5d
XII 15d
Ekchymosis
X 15d

Blutandrang zum Gehirn
IX 11d

Blutdruck, erhöhter: s. Hypertonie,
zu niedriger: s. Hypotonie

Bluterbrechen
IX 7d
XI 31 (s. auch Bl. aus d. Magen)

Bluterneuerung
III 39t (Nadel wenigstens 10 Min. stecken lassen, nur alle drei Wochen!)
XII 6t

Blutleere im Gehirn
I 9t
VIII 5t (Anämie)

Blutschwamm
XII 5t

Blutzirkulation, gestörte (s. auch u. Kreislauf)
V 9t

Brachialgie
III 14dt
V 9d
IV 7t
VIII 3d
X 10d–15d
XI 32t–36d

Bradycardie
I 9t
XIII 14t (wechselt mit Tachycard)

Brigthsche Krankheit (s. Nierenerkrankung)
VII 28d

Bronchitis u. Tracheitis
Morant: Beide Krankheiten weichen im Anfangsstadium nach Behandlung nachfolgender Punkte schon nach wenigen Minuten. Es bleibt aber eine Schwäche zurück. Wenn Patient dann nicht das Bett hütet, tritt oft ein Rückfall ein. Eine weitere Ap. Behandlung ist dann aussichtslos.
V 1dt
VI 3t–15d
IX 1d–7d
XI 30t
Weitere Punkte
II 1d–3d–18d (Kitzelhusten)
III 13t–15d–39t
IV 23d–25dt–27d
VI 3t–5d–10d
IX 1t–7d–9t–11d
XIII 17d–15d–22dt

Brustfellentzündung
(s. Pleuritis)

Brustwarzenentzündung
XI 36t

C

Chlorose
III 21t

Cholecystitis
III 25dt
IV 4d
VII 23d–38d–40d
VIII 1d–12d
XI 25d
XII 6dt

Coitus
III 39t (Schwäche, Neurasthenie)
VIII 3t (Beinkrämpfe)

Conzeption, schwierige
Mitten zwischen den Augenbrauen drei Tage nach der Menstruation tonisieren. Zugleich 1 cm neben dem Umbillicus ebenfalls tonisieren (XIII 8t)

Conjunctivitis
III 2d
VII 1d–21d
IX 9d
X 2d–3d–4t–11d
XI 1t–41t

Coxitis (s. auch Arthritis)
· VII 30d–41d

Coryza
(s. Rhinitis)

Crusta lactea
II 4t

Cystitis
(s. auch Blasenerkrankung)
III 28d–58d–65d–67d
IV 2d–6d–12d
VII 40d–38d
XI 28–36t
XIII 3d–6d–4d

D

Darmkrankheiten
I 7t
II 7t (Darmkolik)–4t (mangelnde Peristaltik)–15d (Darmblutung–Tbc?) –8d (Darm-Spasmen)
III 17d (Darmentzündung)
21dt
IV 4d (Krämpfe)
V 6d (D. Lähmung, sehr schmerzhaft)
VII 40dt (Darmkrämpfe)
X 11t (Dickdarmatonie)–20dt
XI 28d (Darmkrämpfe)
XIV 3d (Ataxie, Darmschmarotzer)
XIII 4d–5d

Defäkation
(s. Obstipation)

Delirium
III 62d
IX 5d

Depressionen
I 3t (Gedächtnisschwund)
II 3t (Benommenheit)
III 64dt–39t (Schwäche)
IV 7t
XII 6t

Diabetes mellitus
II 7t (floride) 15t (Gangrän)
IV 3t
VII 21t
VIII 2d–3dt–12d
XI 40t–42d

XII 2t–5dt
XIII 24d
XIV 3d–5t

Diarrhoe
II 4d (mit Kollaps) 15d (frühmorgens)
III 15d–21t–23t–25dt–65t
IV 4d–5d–11d–16d
VI 10d–15dt–23dt
VII 1–VI/15 (Silberpflaster)
VIII 3dt–9t–13d
IX 7d
X 2d–4d
XI 25d–31dt–36dt–42t
XII 4d–15d
XIII 3d–4d–22d (wechselt mit Obstipation)
XIV 19d

Dickdarmkatarrh
X 6d
(s. auch Darmkrankheiten)

Diphtherie (zur Unterstützung)
I 7d
IV 2d–4d
IX 11d
XIII 24d

Distorsion
VII 40d
VIII 3dt
XI 36d–41t
XII 5d
Alle schmerzhaften Stellen dispersieren

Drüsenentzündung
VII 38d
VIII 3d
X 10d (submaxillare Schwellung)
XII 11dt (inguinalis)

Dünndarmerkrankung
(s. Enteritis)

Durst
III 21
IX 11d
XI 42d
XII 2t
XIII 24d–12d

Dysbakterie
IV 2 (mit chron. Obstipation)

Dyspepsie
III 21dt
IV 25d
VII 38d
VIII 3d
XI 36dt–41t–45d
XII 3d–4t–5t–11d
XIII 5d–12d
XIV 5d (Ulcus)

Dysenterie
IV 11d
VIII 9t
X 1d–4d
XI 42dt
XII 2t–3t–9t
XIII 13d

Dysmenorrhoe
(s. Menstruation)

Dyspnoe
III 13d
IV 1d–25d
V 7t
VI 3t–10d–4d
VII 11d–44d
VIII 2d–9t–4d–6t
IX 1d–9t
X 6d

Dupuytrensche Kontraktur
V 3–8–9d
IX 5
X 4d–10–15

E

Eierstockentzündung
XIII 7d

Eifersucht
IV 6d

Eingeweidewürmer und deren Gifte
XIII 4t

Einschlafen der Glieder
V 9t
VIII 5t
X 10t–11t
(s. auch Akroparaesthesie u. Ataxie)

Eiterung
VIII 3dt (anhaltende)
X 4d (speziell bei Ohr- und Kiefereiterung)
XIII 9d (am Knochen) + XII 5d

Eiterherde-Einschmelzung
VIII 3t

Eiweißharnen
(s. Albuminurie)

Ejakulatio praecox
VI 10d

Eklampsie
II 8d

Ekzem
III 13–54dt
VII 21dt–30d
VIII 5t (frieselartig)
IX 7d–11 (Akne i. Gesicht jg. Mädchen)
X 1d–11t (trockene Haut)
XI 41t (mit Obstipation)
36dt–10dt

Elephantiasis
III 20

F

Fieber
I 9t
III 21dt–58d
IV 3t (Diabetes)–6dt (Nierenentzündung, Blasenkrämpfe)
7t (Puls IV leer)
V 7d (heiße Hände)–9t (Hitze am ganzen Körper, rotes Gesicht)
VI 3t–4dt
VIII 2d (intermittierendes Fieber)
5dt (mit Haematurie)
IX 1d–5d (Tbc-Fieber)–7dt
(brennend heiße Haut)–11d
X 2d (Fieber wird gesenkt, Harnabgang erleichtert)–4t
10d (Typhus, Angina)
2dt (Fieber mit Frösteln) –17–20
XII 21d
XIII 5d (F. mit septischen Temperaturen)

Fibrom
XIII 4d

Fistel
XI 25dt
XII 5dt

Fließschnupfen
(s. Rhinitis)

Flatulenz
II 3t–4t
III 25dt–19d
IV 18d
VI 23 bis VII/1 Silberpflaster
VII 21dt–24d–26d (Nierenerkrankung) –40t
VIII 5d–9t–13d (Leberfunktion gestört)
X 2d–3d
XI 36dt–21t
XII 3d–5t–9dt–15t
XIII 4d–5d–12d–21d

Fluor albus
VI 3t–22dt
VIII 5d
X 4d
XII 5t–6dt
XIII 4d–5d–7d

Frakturen
XIV 3d

Frigidität
IV 7d (b. Frauen nur am r. Bein)
7t (bei Männern nur am l. Bein)
V 7t–9t
X 4t
XI 30t–45t
XII 6t–9t
XIII 6t (b. Mann) 4t–6t (bei d. Frau)
XIV 4t–3t

Frostbeulen
I 7t
IV 7t–8dt
XIII 6t–9d

Furunkulose
III 62d–65d
IV 2d
X 4t (Lippe, Mund)
11t (Hände)–20d
XIII 9d (Ursache Verdauung)

Füße, kalte
IV 5t–7t

Fußschweiß, unterdrückter
IV 14t

G

Gallenblasenleiden
III 18t (Stauung)
19d (Steine)
VI 15d
VII 22d (Gallensteine)–23d (Gallen-Bl.-Entz.)–24d–21t
28–37d (Stauung, Kolik)
38d (Fülle u. Krämpfe, Steine, Kolik)
40d (G. Stauung, Krämpfe, Völlegefühl, Gallenkolik)
43t (Gallenblasenatonie)
VIII 3t (Gallenkolik)–6d (Gallensteine)
9t (Haupttonisierungspunkt)
13d (G. Bl. Entzündung, Galleerbrechen, Steine)
XI 21d
XII 11d (Gallenkolik)

Gangrän, trockene
II 15t (Diabetesgangrän)
IV 8t (Frühform)

Gasbauch
(s. Meteorismus)

Gastralgie
III 21d
VIII 13d
X 2d–10d
XI 25–42d–41t (Magenatonie)
XII 2t–4d–15d
XIII 12d–13d–14d
XIV 5d

Gastritis
II 3t (mit Obstipation)
Akute
III 17t–39dt
XI 21t–25d–42d
XII 5dt–3dt
XIII 12d–14d
Chronische
III 17t
XI 21d–25d
XII 6d
XIII 5d–13d

Gastro-cardialer-Symptomenkomplex
XIII 18t

Gebärmutterentzündung
(s. Metritis)

Geburt
III 23t–28dt–60dt (zur Beschleunigung)
IX 7dt (Erschöpfung)
X 4dt (Schmerzerleichterung)
XI 30t (Schmerzlinderung) –36t
XII 4t–6t
XIV 1d (bei Geburtsschmerz)

Gedächtnisschwund
I 3t (Depressionen)
9t (Stumpfsinn)
X 10t
XII 2t–3t
XIV 19t

Gehirnkrämpfe
IX 5d (Epilepsie)
XIV 3d (Gehirnerschütterung)

Gehörgangfurunkel
VI 22dt
XIII 12d

Gelenkerkrankung (s. auch Polyarthritis)
II 4d (Gichtknoten – Arthritis)
V 6t (Erbrechen)
XII 5d (Gelenkschmerzen mit Kontraktionen) –9t–11d

Gelosen
Gelosen sind Störfelder und Ursache vieler Leiden. Sie hemmen die Funktion der angekoppelten Organe und Gelenke und tragen zu deren Versagen bei. Mit Silbernadel 2 mm tief in die Knoten stechen, die sich oft sofort auflösen, oder 1/2 ccm Impletol in jede Verhärtung.

Gichtknoten
(s. auch Gelosen)
II 4d
V 6d

Gingivitis
II 8d
V 8d
X 1d (mit starkem Speichelfluß)
XIV 1d

Glaucom
XI 36dt–6/7dt

Gleichgewichtsstörungen
X 2d–3d–15t

Glycosurie
(s. Diabetes)

Grippe
I 7dt
III 15d (Grippefolgen)
IV 4t (septischer Verlauf)
VI 15t
VII 23dt–24d
IX 7d (Lungenpuls voll)
X 11d (Mandel- u. Halsentzündung)
4t (Epidemie, Fieber ohne Schweiß, speziell zur Anregung der Lebenskraft)
XI 36t

Gürtelrose
(s. Herpes zoster)

H

Haemangiom
XII 5t
XIII 9dt

Haematurie (s. auch Blutungen)
IV 8t–11dt (bei Schwangeren verboten!)
XII 15d (Anzeichen von Anaemie)–6d

Haemophilie
VI 10d
VIII 3d
XIII 3d

Haemorrhoiden
II 15t
III 54t–58t
IV 8d–7dt
VI 10d–23d
VII 1 bis VI/23 Silberpflaster
VIII 2d–13d
IX 3d
X 10d–11dt
XI 41t–45d
XII 3dt–5d
XIII 4dt
XIV 1d
Massage von III/10 und VII/20

Halluzination
V 7dt
VI 16t (Angst)
XI 12–42dt
XIV 1d

Harndrang
IV 7t
VII 25d

Harngries roter
III 23d

Harninkontinenz
(s. auch Blase u. Enuresis nocturna)
III 31dt–54t–57t–67t–64t
VII 26d (Anurie)
XI 36t
XII 6t–9t
XIII 3d–6t (der Kinder)

Harnsaure Diathese
VII 34t
XI 25t

Harnsäureüberlastung
III 19dt–39t (s. auch Gelosen)

Hauteruptionen
III 54d
VI 10d–4dt
X 11dt (trockene)

Heiserkeit
IX 5d–7t
X 4t
XI 10dt
XII 5t
XIII 22d

Heißhunger
VI 4d
VII 34t–40t
XI 10d–30d

Hemiplegie (bei Apoplexie)
I 5d
II 3d–4d (bei Erregung)
III 60dt
IV 4d
VII 34t
IX 7d
X 4t–10t–11t–15d
XI 3d–42dt–6/7dt
XIV 19t

Hepatitis epidemica
X 10d
XIII 5d

Herpes zoster
VIII 5d
X 10d
XII 6d
XIII 5d (Zugleich einige Silbernadeln entlang der Eruption setzen)

Herzkrankheiten
I 7dt (Endocarditis, Herzstiche)
9t (Myocarditis–Herzinsuffizienz, Hydrops)
5d (H. Angst)
III 17td–22t (Myodegeneratio cordis)
IV 21dt (Herzwassersucht)–6d
22d bis V/1 Silberpflaster
V 7dt (Folgen von Polyarthritis, Herzklappenfehler, bei Kollaps)
VI 22dt (Schwindel)
VII 43–44t (Herzerweiterung)
(s. auch Pericarditis)

Hexenschuß
(s. Lumbago)

Hitzewallungen
III 31d
IV 6t

Hodenkrampf
XI 29d

Hordeolum
II 4d–7t
III 60t–62d
XII 5t
XIII 7d
XIV 3d

Hüftengelenkentzündung
(s. Coxitis)

Husten
(s. Bronchitis)

Hydrops
I 9t
II 4t
III 39t
IV 7t (Ursache Niere)
21dt (Ursache Herz)
VII 28d (Ursache Niere)
40d (Gesicht geschwollen)
VIII 3dt
XI 30
XIII 3

Hyperacidität
(s. Magenkrankheiten)

Hyperästhesie
IV 3d
XII 3d

Hyperchondrie
X 17d

Hyperemesis grav.
(s. Erbrechen)

Hypertonie
I 5d–7d (cardiale)–9t
IV 2d (nephrogene Hypertonie) (Niereninsuffizienz)–8d
V 7d–8d
VII 38d
VIII 13d
X 15d
XI 36d
XII 6d
XIV 15d

Hypochondrie
X 17d

Hypotonie (s. auch Blutdruck)
I 9t
V 6t–9t
IX 9t
XI 36t–45d
XII 6t

Hysterie
XI 40d–41t
XIII 14d
XIV 19dt

I

Ikterus
III 19dt
IV 3d
VI 5t
VII 22d–23d–24d–30d–37d–43dt–44t
VIII 2d–3td–6d
XI 36–45d
XII 4d
XIV 6d–15d

Impfschäden
XIII 12d

Impotenz
III 64t
IV 11t

Nasenkrankheiten
II 1d (auf der blutenden Seite behandeln)
III 60d (Nasenbluten)
VI 17d (Nasenkatarrh)
X 4t (Nasenbluten)–20dt (Nasenfurunkel)
XI 36dt
XIII 3dt (Nasenbluten)
XIV 23d (bei allen Nasenkrankheiten)

Nausea
XIV 10t

Nephritis
(s. Nierenkrankheiten)

Nesselsucht (s. auch Urticaria)
IV 22d

Neuralgie (s. auch Schmerz)
I 5d
III 60d (N. Spezialpunkt)–62t
VIII 2dt–3dt–9dt–13t–14d (Intercostal-N)
IX 7d
X 10d
XI 28d
XII 5d–6t (im Arm)
XIII 24t (Nervenverkrampfung, Herz versagt)

Brachialneuralgie
VI 3d
IX 7d
X 10d–15d
XII 6t

Trigeminus-N.
III 15d
VI 5

Neurasthenie
I 1d (Herzflattern, Gliederzittern)
III 39t (Vergeßlichkeit)
IV 4d (Puls IV voll, Puls III leer)
VI 3t–4t–10d
XIII 6t (Schwindel, Kopfschmerz)

Neurose
I 1d (Nervenüberreizung)
XI 40d (Nervenkrise)

Nierenerkrankungen
(Morant: Nieren und Nebennieren reagieren am wenigsten von allen Organen auf das Nadeln. Die Chinesen sagen: Es kommt hier auf die seelischen Stimmungen der Pat. an.

Man tonisiert bei Albuminurie, Polyurie, Pollakisurie, dem Drang zu häufiger Entleerung.

Man dispergiert bei Anurie, renaler Kongestion, Nierenschmerz, bei kleiner kontrahierter Niere.

Im einzelnen bei
N.-atrophie
III 58t (infolge Infektion)
IV 3t–6dt–7t–1t
N.-Entzündung (Nephritis)
I 9t
III 23d–58d–64d
IV 2d–3dt–6d–13d–15dt
VI 10d
VII 26d (eitrige Entzündung) 28d
XI 25d
XIII 4dt
N.-Kolik
III 22dt–28dt (Steine)–47d
IV 2d–3d–25dt (besonders rechtsseitig)
VII 25d–28d (Pyurie)
VIII 9t (Anurie + Blasenschwäche)
N. Insuffizienz – Urämie
IV 7t
I 9t
XIII 4d
N.-Steine
III 23d (Harngrieß)
IV 4d–7d–11d (Massage 1 bis 2 läßt Steine kommen)
VIII 13d (Enuresis nocturna)–5t (Bl.-Lähmung)
XI 30d–36
XII 15d
XIII 17d

Nymphomanie
VI 10d
XI 12d–XIV/3d

O

Obstipation
II 3t–7t (atonisch) 4t
III 65d (mit Krämpfen der Blase und des Sphinkters)
31d–19t–27d
IV 3dt–4d–18–22
5dt (Diabetes) 6d (Nephritis)
V 6dt
VI 3t–15d
VII 34dt (habituelle) (40dt)
VIII 2d (Intestinalspasmen)–1d
3d (blutiger Schleim) 9t–5d
14d (Alarmpunkt)
X 2d (spastisch)–4dt–10d (auf Druck schmerzhaft)
11t–20dt
XI 28dt–41d–42d–45d (spastisch)–36t
XII 4–9d (durch Lähmung b. Frauen)
XIII 9d–11d–12d

Obstipation wechselt mit Durchfall
II 4t–8d (Darmspasmen)
III 19d–25dt–27d–31d
IV 3dt–4dt–5t–6d (krampfartig)
VI 10d

P

III 39t–58d (Fußgelenk)
V 1d–7d (Endocarditis)
VII 30d–37t–41d
VIII 9t (Anurie, Obstipation)
X 2d–3d–4d
XIII 3d
(s. auch Gelosen u. Polyarthritis)

Rhinitis
III 12d
VI 15d–22d
VII 3d
VIII 3t–5t–9t
IX 1d–7d (Bronchitis)–9t–11d
X 2d–4d–6d–15d–20d
XIV 1d–19d–23d
XII 5dt–15d (Fließschnupfen)

Ruhr (s. Dysenterie)

S

Salpingitis
III 27d
IV 12d
XII 6d
XIV 3d–4d

Schilddrüsenschwellung (s. Thyreotoxikose)

Schlaflosigkeit
II 4d
III 62d (Nadel 30 Sek. stecken lassen)–54t
VII 43t
IV 6t (10 Min. lang)
VIII 9t
IX 9t
X 4dt
XI 12d
XII 5d–9d
XIII 6t (Erschöpfung, alle oberflächlichen Pulse versagen)

Schlafsucht
IX 9t
XII 21d

Schmerzen
1. Lokale Behandlung
(Regel vom großen Stich)

Es werden alle Schmerzpunkte, die außerhalb des hauptsächlich befallenen Meridians liegen, dispersiert, auf der schmerzfreien Seite wird der Passagepunkt dieses Meridians tonisiert.
2. Allgemeine Behandlung: Lokale Schmerzpunkte dispersieren.

Arme
I 7d
II 1d (Vorderarm)
III 14d–23d
VI 5dt
VIII 2dt (P. kann den Arm nicht rückwärts bewegen)
X 10d–15d (nervus radialis)

Füße
III 60d–58d (Schulter u. Rücken)–39d
IV 1d
VIII 5d

Herz
IV 2d (nervöse Arrythmie)–7d
VII 41d
IX 9t

Hüfte
III 60d
VII 30d–41d

Knie
III 60d

Bein
III 62d
VII 34dt–40d

Venen
VII 38d

Kopf
I 3d–5d (Hemiplegie)
II 8d (mit Nasenbluten)–1d
3d (Krämpfe)
III 13d (durch Aufregung)–14d–58t (frontal mit Ausstrahlungen bis zum Nacken)–62d–67d (Stirnkopfschmerzen)
IV 1d (durch Witterungseinfluß)
V 7 (Hypertonie)
VI 10t–16t–22d
VII 1d–23d–24d–37d–44d (Augenschmerz)
IX 1d
XIII 5d
VIII 2d (Scheitelschmerz)–14d
IX 11d (neben dem Ohr)
XI 5d (Nackenschmerz)–31d (Blutandrang)
XIII 4dt–6t (Erschöpfung, Regelstörung, Dyspepsie, Nierenleere) (Knochenschmerz)
VII 38d

Kreuzschmerzen
VII 30t–34d

Migräne
I 3t (frontal über den Augen)
IV 6t (Myopie, Schlaflosigkeit)
V 3t
VII 3d
VIII 3d
X 4t (auf der entgegengesetzten Seite nadeln)–10d
XI 31d–36t
XIII 6t

Nierenschmerzen
VII 28d

Ohr
VI 22d
X 4t

Stirn
VIII 14d (Nikotinmißbrauch)
14 bis IX/1 Silberpfl.

Für eine bessere Überschau hier die Kennfarben für die Standard- und Elementenpunkte, mit denen Sie die vorgesehenen Kreise im Bildtext einfärben sollten. Benutzen Sie dazu einfache Farbstifte, Filzschreiber sind nicht geeignet.

dunkelrot	=	Tonisierungspunkte
dunkelbraun	=	Sedierungs- (Dispergierungs-) Punkte
gelb	=	Quellpunkte
schwarz	=	Lo- (Passage-) Punkte
braun	=	Meister- (Kardinal-) Punkte der Wundermeridiane
grün	=	Holzpunkte
hellrot	=	Feuerpunkte
gelb	=	Erdpunkte (wie Quellpunkte)
hellblau	=	Metallpunkte
grau	=	Wasserpunkte (nicht schwarz wie Lo-Punkte!)

Die auf dem Blasenmeridian liegenden Zustimmungspunkte sind mit ⊗ bereits gekennzeichnet.

Herz I

I. Herz-Meridian

(sinarteriae cordis)

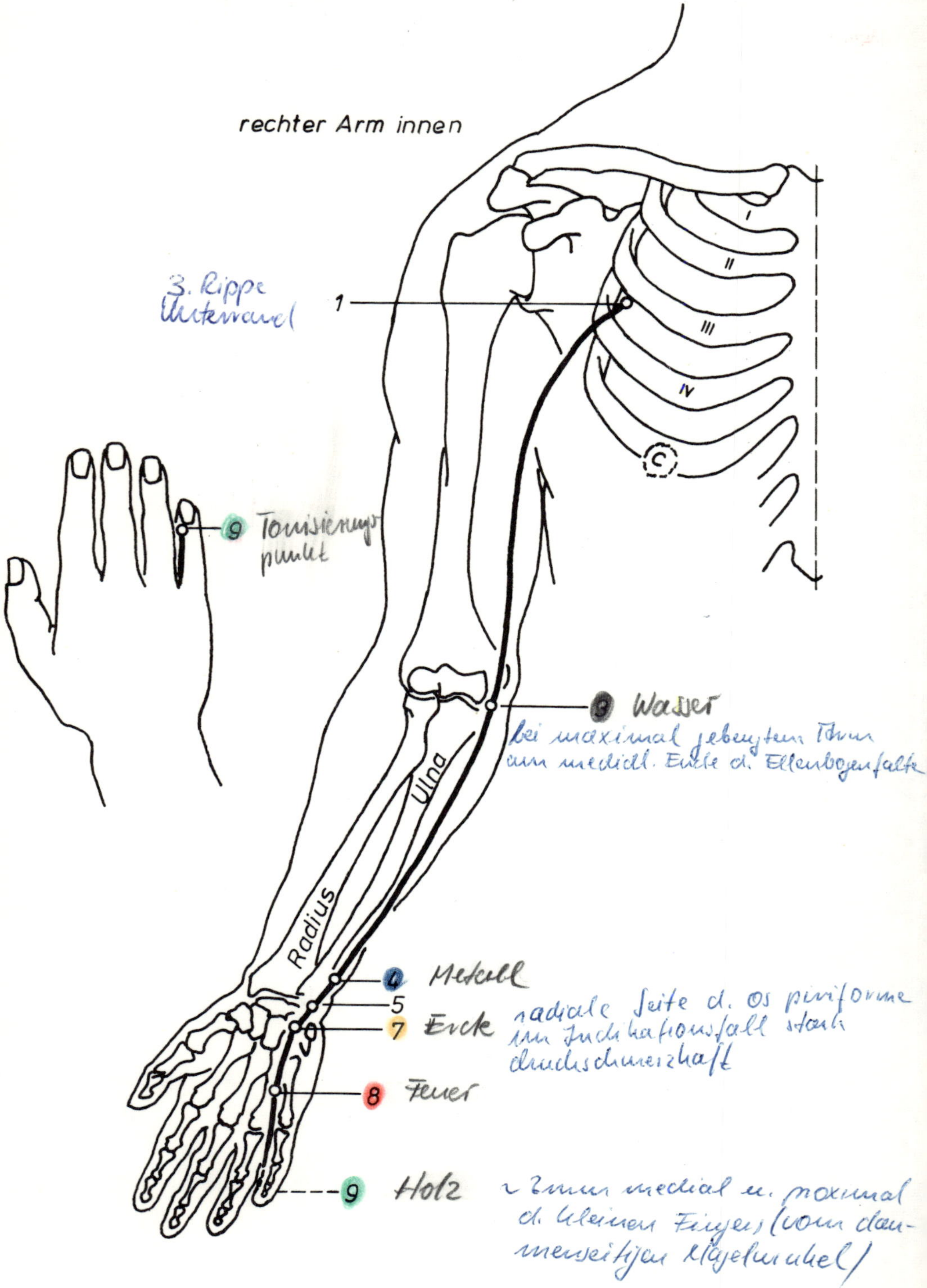

Hf: ~ Nux vomica

I. Herz-Meridian

Hitze u. Schmerzhaftigkeit d. Innenhand!

Allgemeine Wirkung: »psychische« Energie, vegetative Regulation, funktioneller Ausgleich im kleinen Kreislauf Trockenheit d. Kehle, heftiger Brust, Herzschm. Durchblutungsstör. Taubheitsgefühl d. Unterarmes, Trübsichtig

Feuer-Element YIN

übelriechende Schweißabsond. d. Achselhöhle

1: (In der Achselhöhle – Unterrand der 3. Rippe)
Armschmerzen, Durchblutungsstörungen der Arme und Hände, Schm. i. Herzgegend, Schm. i. Oberbauch

3: (Am Ende der inneren Armbeugefalte) »Punkt der Lebensfreude« – um seel. Stimmungslage zu verbessern
○ Wasserpunkt Überspannungs u. Überforderungssyndrom
seelische Erkrankungen, Angst, Nervosität, Zahnschmerzen, Ellenbogenschmerzen; Depressionen
zur Konzentration nur kurz stechen (2–3 sec. mit Goldnadel) Verkrampfungszustände

4: ○ Metallpunkt
Sprechhemmung (nach Schreck), Angst, Herzschmerzen – Unterstütz. v. P. 3.

5: ○ Lo-Punkt (zum Dünndarm-Meridian II) E – Übertragung!

7: ○ Sedativ-Punkt „Wirbel d. Feuers"
○ Quellpunkt
○ Erde-Punkt neurovegetative Störungen d. Herzfunktion < Rhythmusstör. Paroxysmale Tachyk.
Nervosität, Schlaflosigkeit und Vergeßlichkeit, Depressionen

8: ○ Pén-Punkt = Feuerpunkt im Feuerelement
Angst, Unruhe, arterieller Blutandrang in Brust u. Kopfbereich

9: ○ Tonisierungspunkt ... d. Herzkraft < Hypotonie, Bradykardie, Schwindel
○ Holzpunkt
Herzschmerzen, Herzschwäche, Verkrampfung der linken Brustseite mit Ausstrahlung in den linken Arm (5–10 Min. liegen lassen), allgemeine psychische und physische Schwäche, Nasenbluten

Zustimmungspunkt: B 15

Wirkung auf die Körpersäfte: Blut / Lymphe / Speicheldrüsen — Mund / Pankreas

Bei Dysregulation: Schwerhörigkeit / Flüssigkeit / Schwell. i. Bereich d. Unterkiefers

II. Dünndarm-Meridian

Allgemeine Wirkung: Lymphbewegung, Schleimverflüssigung. Bei Störung dieser Energie kommt es zu Neurasthenie, Neuralgien des Schultergürtels und der Arme, Rheumatische Schulterzerschlagenheitsgefühl im Oberarm.

Feuer-Element YANG

1: ○ Metallpunkt – b. jegl. Form v. Augenbeschwerden – zur Umstimmung d. lymphat. Systems – Stauungsbronchitis
allgemeine Herzbeschwerden, Herzerweiterung

2: ○ Wasserpunkt akute u. subakute Katarrhe im HNO-Bereich
mangelnde Schweißbildung, Ohrensausen, Augenschmerzen, verstopfte Nase

3: ○ Tonisierungspunkt
○ Holzpunkt Unterstützend b. Depressionen
○ Meisterpunkt des Wundermeridians TOU MO
Schleimverdünnung und Schleimausscheidung, weiße Zunge, bringt Nase zum laufen

4: ○ Quellpunkt – Krämpfe – Hypertonus d. Armmuskulatur
mangelnde Schweißbildung, Entzündung der Gallenblase und Gallenwege

5: ○ Pén-Punkt = Feuerpunkt im Feuerelement nervöse Überreizbarkeit – depressive Verstimmung (zusam. m. H 3)
Schwindelgefühl, Unruhe, Heiserkeit, Ohrensausen

7: ○ Lo-Punkt (zum Herzmeridian I)
Schreibkrampf – Antriebsarmut

8: ○ Sedativ-Punkt spastische Schmerzen im Oberbauch
○ Erde-Punkt Ulcus-Schmerzen } zusamm. mit M 10–13!
Nackensteife, Zahnwurzelentzündung, Unterbauchkrämpfe

9–14: verschiedene Punkte für Schulter-Armsyndrom

15: großer Kreuzungspunkt am hinteren Rand des Sternocleidomastoideus im sogenannten Punctum nervosum. Hier unterscheiden sich 4 der 6 YANG-Meridiane: Dü (II), 3E (VI), Gbl (VII) und Di (X) Schiefhals

17: Zahnschmerzen, Speichelfluß, Brechneigung, Torticollis Schwell. d. Hals u. Kieferlymphknoten.

18: Zahnschmerzen, Facialislähmung – Gesichtszucken

19: »Gehörpalast« (wo beim Öffnen des Mundes eine Vertiefung im Kiefergelenk entsteht)
Ohrensausen, Gehörverlust Schwerhörigkeit, Augen!

Wundermeridian TOU MO: »Herrscher des YANG«
Meisterpunkt: Dü 3
gekoppelter Punkt: Bl 62

Der übrige Verlauf entspricht dem Gouverneur-Gefäß XIV. Der untere TOU MO ist mehr YIN; pathologisch = YIN läßt YANG nicht aufsteigen; kein Energiefluß zwischen unten und oben

Indikationen:
S c h m e r z e n d u r c h S t a u u n g , besonders Kopf, Nacken, Rücken, oberes und unteres Kreuz = Brachialgien und Lumbalgien;
Gesichts- und Kopfneuralgien;
Augen-, Ohren-, Halsschmerzen;
Schwerhörigkeit (durch Stauung!);
Depressionen

Zustimmungspunkt: B 27

II. Dünndarm-Meridian

Sinarteria intestini tenuis

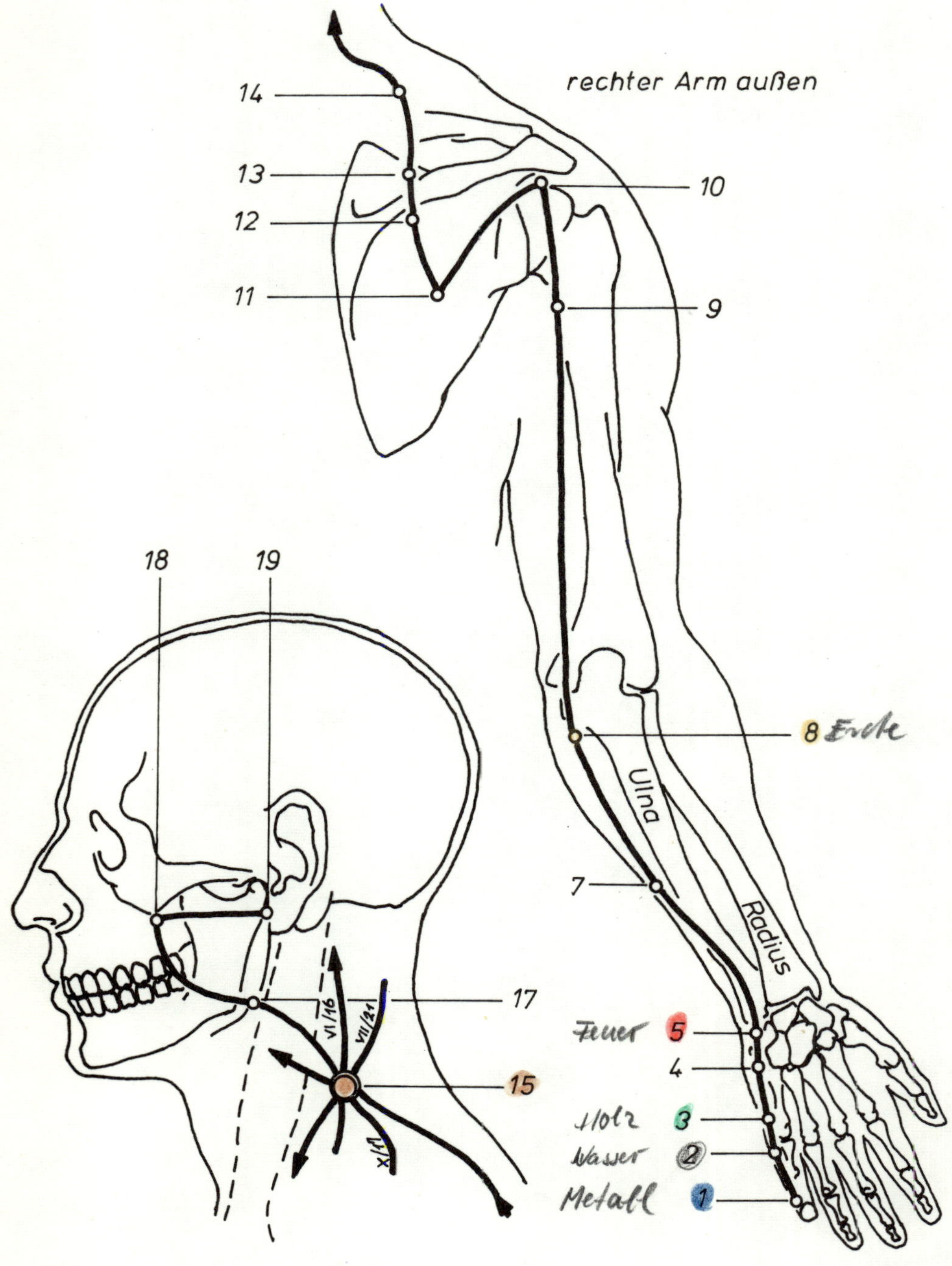

Dünndarm II

III. Blasen-Meridian

Allgemeine Bedeutung: Solzustand aller bewegten (= fließenden) Körperflüssigkeiten wie Blutstrom, Lymphenstrom, Schweiß, Harn, Tränen, Speichel und Verdauungssäfte (soweit sie im Verdauungstrakt fließen) usw.
Pathologisch: Symptome, die durch Veränderung des Solzustandes entstehen

Wasser-Element YANG

1: Augenpunkt
geschwollene Lider, überanstrengte Augen, unscharfes Sehen, Augentränen in frischer Luft

2: Trigeminus-Punkt (wirkt wie 1 auf die Augen)
Kreislaufpunkt
Kopfschmerz, Migräne

10: Kopfschmerz, Schwindel (nicht im Anfall!), Geruchsverlust (wird auch günstig massiert)

11: Knochenkrankheiten, Gelenke, Muskeln; lokal bei Verspannung;
Asthma, Bronchitis

12: »Windtor«
Atembeschwerden, Asthma

13: ⊗ Zustimmungspunkt zum Lu-Meridian (IX)
wirkt wie 11 + 12 bei Atembeschwerden; alle drei Punkte täglich moxen

14: ⊗ Zustimmungspunkt zum KG-Gefäß (XIII)

15: ⊗ Zustimmungspunkt des H-Meridians (I)

16: ⊗ Zustimmungspunkt zum TOU MO = GG (XIV)

17: Zwerchfellpunkt (»Zu« – kein Durchgang zwischen oben und unten)
Magenbeschwerden, Aufstoßen, Erbrechen, Zwerchfellkrampf

18: ⊗ Zustimmungspunkt des Le-Meridians (VIII)
Gelbsucht, Gallenbeschwerden, Magen-Darmstörungen, Leberinsuffizienz = moxen; baut Blutbild auf (wie bei Bl 39 und MP 10)

19: ⊗ Zustimmungspunkt des Gbl-Meridians (VII)

20: ⊗ Zustimmungspunkt des MP-Meridians (XII)
alle Beschwerden im Mittelbauch (moxen), zur Unterstützung bei Diabetes, Schlafsucht

21: ⊗ Zustimmungspunkt des Ma-Meridians (XI) (Herr des Magens)
alle Magenbeschwerden, schlechte Verdauung; wird viel benutzt

22: ⊗ Zustimmungspunkt des 3E-Meridians (VI)

23: ⊗ Zustimmungspunkt des Ni-Meridians
viel Moxibustion bei Schwäche; Nervenberuhigung; wirkt auf Nebennieren und Hypophyse; Kniegelenk ohne Kraft

25: ⊗ Zustimmungspunkt des Di-Meridians (X)
Atonie des Enddarms und der Ampulle (moxen), Leberstörungen, Haemorrhoiden, Lumbago, Ischialgie

26: Allgemeine Schwäche, Neurasthenie, Impotenz, (alle drei Punkte 24, 25 und 26 werden meist zusammen behandelt, am besten Moxibustion)

27: ⊗ Zustimmungspunkt des Dü-Meridians (II)
Enteritis, Meteorismus, Obstipation, Darmkrämpfe

28: Ischialgien des Bl-Meridians (III)
alle Blasenbeschwerden wie Cystitis, Urethritis, Enuresis, Harnträufeln, aber auch Wehenschwäche, Lumbago (Moxibustion)

29: Ischias

26–30: Ischiaspunkte

31: Meisterpunkt des Klimakterium, auch nach Erlöschen der zyklischen Ovarialfunktion hormonell wirksam.

35: (neben Steißbein) Periodenschmerzen, Konzeptionsschwäche; alle Kreuzbeinpunkte können bei Ischialgien symptomatisch behandelt werden

36: Nacken- und Armsteifheit

37: »Sitz der Seele« – bei allen seelisch. Irritationen
Erschöpfung und Schwäche Hypertonie
38: »Lebenszentren« – körperliche u. geistige Schwäche – Psychasthenie!
Neurasthenie, Depression, Ängstlichkeit – Impotenz
39: »Göttliche Halle«
Anaemiepunkt (läßt die Erythrozyten ansteigen); allgemeine Kräftigung, prophylaktisch gegen Krankheitsgefahr; Nervosität, Lungenkrankheiten
40: allgemeiner Schmerzpunkt bei Schmerzen in der Brust, im Herzen, in der Lunge, sowie bei Rheuma in Schulter und Arm IC – Neuralgie
41: Milzpunkt
Erschöpfung bei fieberhaften Erkrankungen
42: Leberpunkt bei verschiedenen Leberkrankheiten (wie 18)
45: Magenpunkt bei Verdauungsschwäche (wie 21)
47: »Sitz des Willens« – Ausschütt. von Glucocorticoiden
Nierenpunkt (zusammen mit 23) Alarmp. d. Niere – Druckschmerzhaftigk. bei Rückenschmerzen
49+50: Ischiaspunkte
54: ○ Erde-Punkt – Dyskrasie d. Körpersäfte!
Knieschmerzen, Wadenkrämpfe, Schwäche in den Beinen, Kreuz- und Rückenschmerzen; Hautkranken (möglichst bluten lassen) – regt zur Ausscheid. an!
56: »Kuli-Punkt«
zur Stärkung der Beinmuskulatur, Wadenkrämpfe – gefäßspasmen!
57: Durchblutungsstörungen der Beine, Wadenkrämpfe – Regulation d. Verdauungsorg. Durchf. Erbrechen
58: ○ Lo-Punkt (zum Ni-Meridian IV)
60: ○ Feuer-Punkt
allgemeiner Schmerzpunkt für Schmerzen überall (verboten bei Schwangerschaft)
62: ○ Meisterpunkt des Wundermeridians YANG-TSIAO-MO Schlafstör. Ohrens. – Schwindel
63: Epiforme Erscheinungen, Ödeme, Unterleibspasmen, Frontalkopfschmerzen
64: ○ Quellpunkt – zusammen mit Zustimmungsp. Lunge = Blase 13 u. 64
Kopfschmerzen, cerebrale Kongestionen, Nasenbluten
65: ○ Sedativpunkt Verspann. d. gesamt. Rückenmuskulatur
○ Holzpunkt
Unruhe, Schwindel
66: ○ Pén-Punkt = Wasserpunkt im Wasserelement
67: ○ Tonsisierungspunkt – Kopfschmerzen, heiße Füße
○ Metallpunkt zusammen mit Blase 22!
Bei Übermüdung und Unausgeschlafensein 10 Min. liegen lassen, macht frisch

---

YANG-TSIAO-MO: »Erreger des YANG«
Meisterpunkt: Bl 62
gekoppelter Punkt Dü 3

Schmerzen durch Spasmus. Kontraktionen oder spastische Lähmungen, Kopf, Nacken, Rücken, oberes und unteres Kreuz (Brachialgie/Lumbalgie), meist einseitige Beschwerden durch einseitige Muskelverspannungen; Torticollis, Psoasspasmus; Heiserkeit, Furunkulose.

x 60: tonisierend stechen – Nadel langs. in 2-Etappen eindrehen
Nadel schnell entfernen – Punkt kurzen Moment zudrücken!

x 62: Schwerhörigkeit

Zustimmungspunkt: B 28

III. Blasen-Meridian

Sinarteria vesicalis

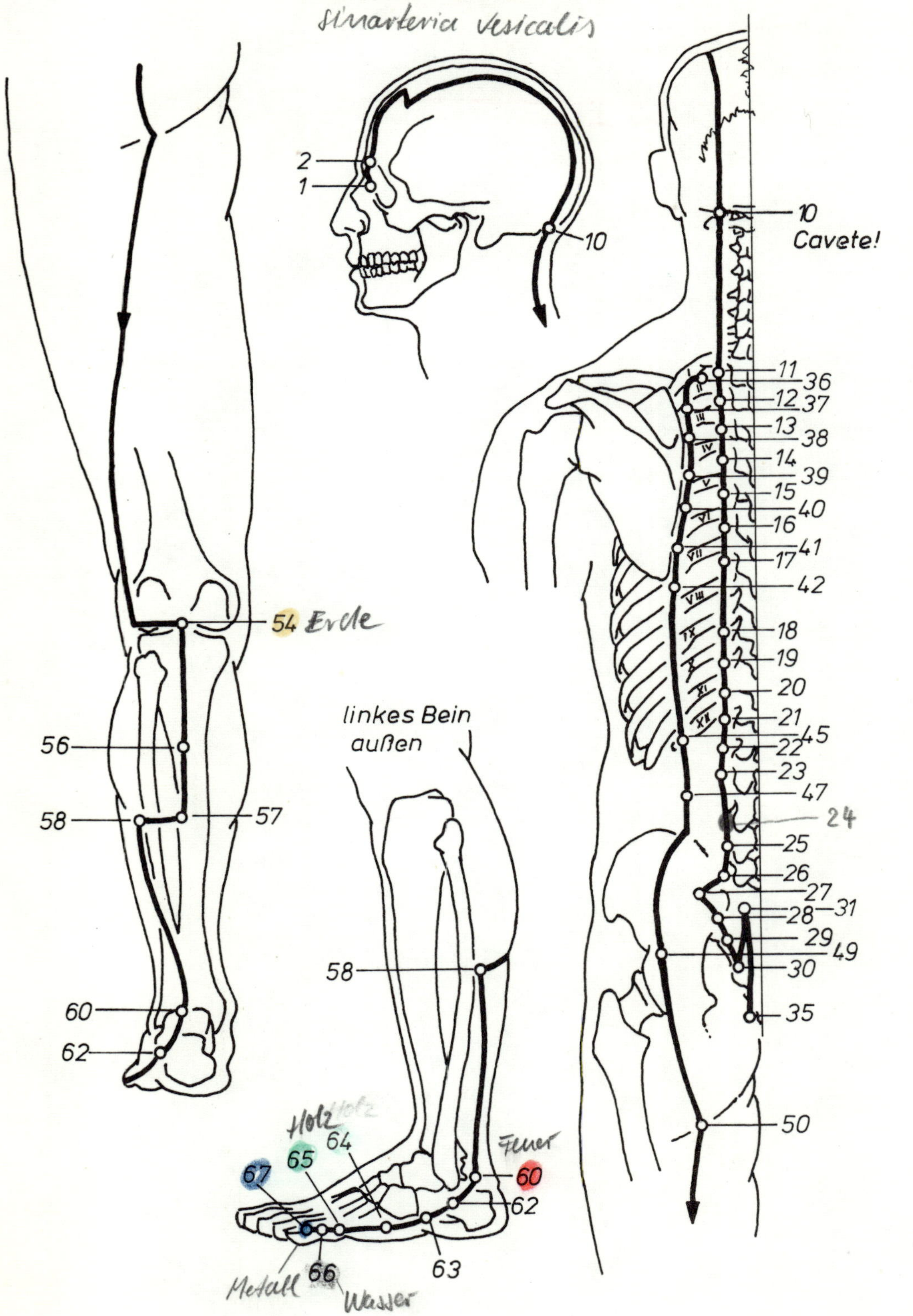

Blase III

Apetitlos, trotz Hungergefühl – dunkle, schwarze glänzende Gesichtsfarbe; Husten, blutiger Auswurf – keuchend. Atem – Flimmern u. schwarz vd. vor d. Augen. Herzflattern. Bei Erschöpf. d. E: (leerer Puls) – Ängstlichkeit – Schreckhaftigk. – Kälte

IV. Nieren-Meridian

Allgemeine Bedeutung: Reguliert Konzentration aller unbewegten, nichtfließenden Körperflüssigkeiten wie Zellflüssigkeit, interstitielle Flüssigkeit, Gelenkflüssigkeit, Turgor der Bänder-, Sehnen- und Zwischengelenkpolster sowie der Schleimhäute, Synovialflüssigkeit, Innenohrflüssigkeit, Liquor sowie Lymphe in den Lymphknoten und -drüsen. Störungen auf diesem Gebiet führen zu entsprechenden Symptomen mit allgemeiner Müdigkeit, rheumatische Schmerzen, Ödemneigung, chronischen Entzündungen u. a.

Wasser-Element YIN

1: »Sprudelnde Quelle« macht das Gewebe feucht
○ erster Sedativ-Punkt – bei Angst u. Unruhe Zuständen!
○ Holzpunkt
Heiserkeit, belegte Stimme, Nierenkolik, Scheitelkopfschmerz, Zehenschmerz

2: ○ zweiter Sedativ-Punkt
○ Feuer-Punkt – Hypertonie – Tachykardie – Phantomschmerzen –
vermehrte Schweißbildung, Urethritis, Cystitis, Metritis, Orchitis, Störungen im Sexualrhythmus

3: ○ Quellpunkt
○ Erde-Punkt
Schwäche nach Überanstrengung, fehlende oder zu starke Schweißbildung, Atemnot, Kreislaufschwäche Stauungsleber – Melancholie

4: ○ Lo-Punkt (zum Blasenmeridian III)

6: ○ Meisterpunkt des Wundermeridians JIN-TSIAO-MO
bei Schlaflosigkeit ist folgende Kombination wirksam:
Ni 6 tonisieren, Bl 62 sedieren, MP 1 sedieren;
Blutunterdruck, Müdigkeit (Nadelreaktion soll ins Bein oder sogar bis zum Rücken laufen, 15 Min. liegen lassen)

7: ○ Tonisierungspunkt
○ Metallpunkt
Schmerzen in der Nierengegend, Rückenschmerzen, allgemeine nervliche Schwäche, Niedergeschlagenheit, nächtlicher Schweiß, verminderte Abwehrkraft gegen Infekte, Ödeme

8: Kreuzungspunkt der Meridiane Ni (IV), MP (XII), Le (VIII) Herr d. Blutes & wie
wird vorwiegend dem MP zugeordnet – Pankreas XII nicht in d. Schwangerschaft – b. allen Unterleibserkrankungen

10: ○ Pén-Punkt = Wasserpunkt im Wasserelement

11: Stauungen im kleinen Becken, Anurie, Impotenz, Spermatorrhoe, Orchitis

12: Schmerzen im Unterleib, Hodenentzündung, Fluor, allgemeine Erschöpfung

13: »Punkt der Energie«
wirkt auf Ovar und Hypophyse – bei Menstruationsbeschwerden – Konjunktivitis

14: »Vierfache Fülle« (2 $^1/_2$ Querfinger rechts und links neben dem Punkt KG 6)
psychosomatische Schwäche – Dysmenorrhoe – Nephrolithiasis

15: allgemeine psychische und physische Schwäche, Entzündung im Unterleib, erschwertes Urinieren – Punkt d. Lebenszentren – Wurmbefall – Obstipation

16: »Zustimmungspunkt der Lebenszentren« (in Höhe des Nabels)
wichtiger Energiepunkt (wie alle Punkte um den Nabel), Magen-Darmbeschwerden, Obstipation, treibt Würmer ab

18: Magenschmerzen, Meteorismus, Übelkeit

20: Verdauungsstörungen, Gastritis, Koliken, Milzschmerzen (trotzdem beidseitig stechen)

21–25: suche schmerzhafte Punkte bei Völlegefühl und Druck auf der Brust, Schmerzen hinter dem Brustbein, Bronchitis, Herzbeschwerden, pektanginösen Erscheinungen

26: »Sängerpunkt« bei Heiserkeit (zusammen mit Ni 1)
Lungenstauung, Asthma, Bronchitis, Pleuritis

27: Atemnot, Stauung und Völle im Brustraum, retrosternaler Kropf

× 10: Schmerzen im Bereich d. Kniegelenks – Meteorismus – Ascites
× 11: Reiter'sche Trias: Konjunktivitis – Urethritis – Arthritis!
× 23: Asthma:

Zustimmungsp: B23

Kaltfuß, Schmerzhaftigkeit d. Extremitäten
Rachensymptomatik – trockene, heiße Zunge
– Schwellung
– Verengung d. Rachens

Wundermeridian YIN-TSIAO-MO: »Erreger des YIN«
Meisterpunkt Ni 6
gekoppelter Punkt Lu 7

Jang-Verlangsamung bei YIN-Überreizung (auch ein starker YANG kann langsam fließen)

Harnsaure Diathese als Folge verminderter »Schleimkochung« des JENN-MO. Urogenitalerkrankungen, Paresen infolge Harnstoff- oder Hormonstörungen, Ödeme, Rheuma

IV. Nieren-Meridian

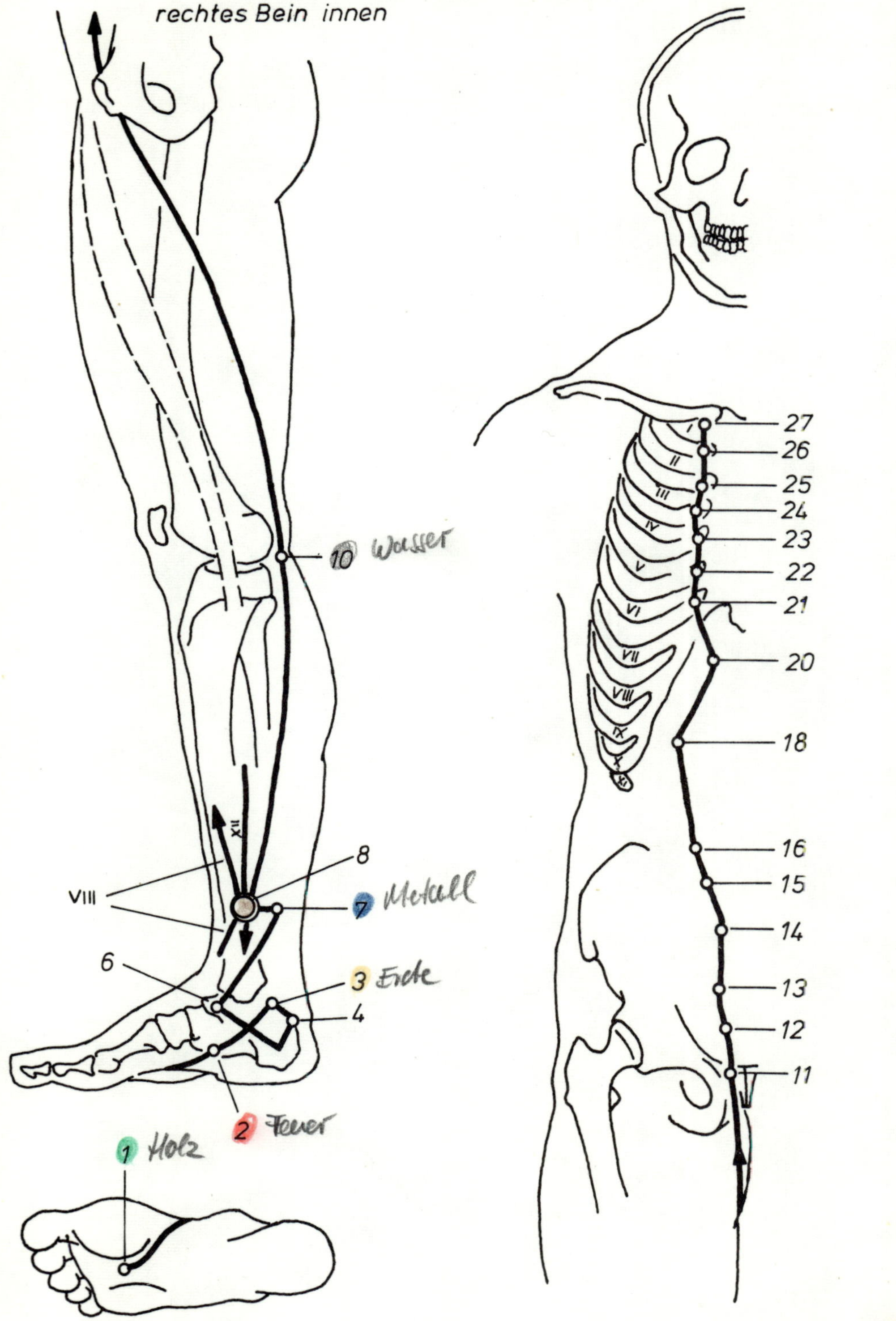

Niere IV

V. Kreislauf-Sexus-Meridian

Allgemeine Wirkung: Herzbeschwerden, Unruhe, heiße Handflächen, vorwiegend infolge psychischer Labilität

Feuer-Element YIN (Feuer II)

1: pektanginöse Beschwerden mit Ausstrahlung in den Arm, Achseldrüsenschwellung

3: ○ Wasserpunkt
Ellbogenschmerzen, Lähmigkeit des Arms und der Hand

5: ○ Metallpunkt
allgemeine physische und psychische Schwäche mit Energiemangel, Angst, Neurasthenie bei gleichzeitiger Erregbarkeit (moxen führt Energie zu); spezieller Leberpunkt

6: ○ Meisterpunkt des YIN-OE
○ Lo-Punkt (zum 3E Meridian VI)
wichtigster Kreislaufpunkt (besonders für den Oberkörper; untere Körperregion wird auch vom Bl 54 angeregt), bei schlechter Zirkulation, Hypotonie, verkrampfter Oberkörper (Brust bis Nabel »zu«, kann nicht durchatmen), Bronchitis, Herzkrampf

7: ○ Quellpunkt
○ Sedativ-Punkt
○ Erde-Punkt
Kongestionen, pektanginöse Erscheinungen, Herzrhythmusstörungen, Schleimhautallergie; Unruhe, Erregung, Lampenfieber (beruhigt auch Schilddrüse)

8: ○ Pén-Punkt = Feuerpunkt im Feuerelement
unruhiger Schlaf, Angstträume, cerebrale Kongestionen, Psychosen; Schreibkrämpfe, Dupuytrensche Kontraktur des Mittelfingers

9: ○ Tonisierungspunkt
○ Holzpunkt
Blutleere im Kopf, mangelnde Konzentration, Kopfschmerzen, Schwindel, Kollaps

---

Wundermeridian YIN-OE: »Bewahrer des YIN«
Meisterpunkt KS 6
gekoppelter Punkt MP 4

YIN-Überfülle, Hitze, Völle (Sulfur), prallgefüllte Varizen, Haemorrhoiden, Pfortaderstauung, Herzschmerzen, (Plethora, Römheld), extreme Hyper/Hypotonie, Unentschlossenheit, Angst

V. Kreislauf-Sexus-Meridian

Sinarteria pericardialis

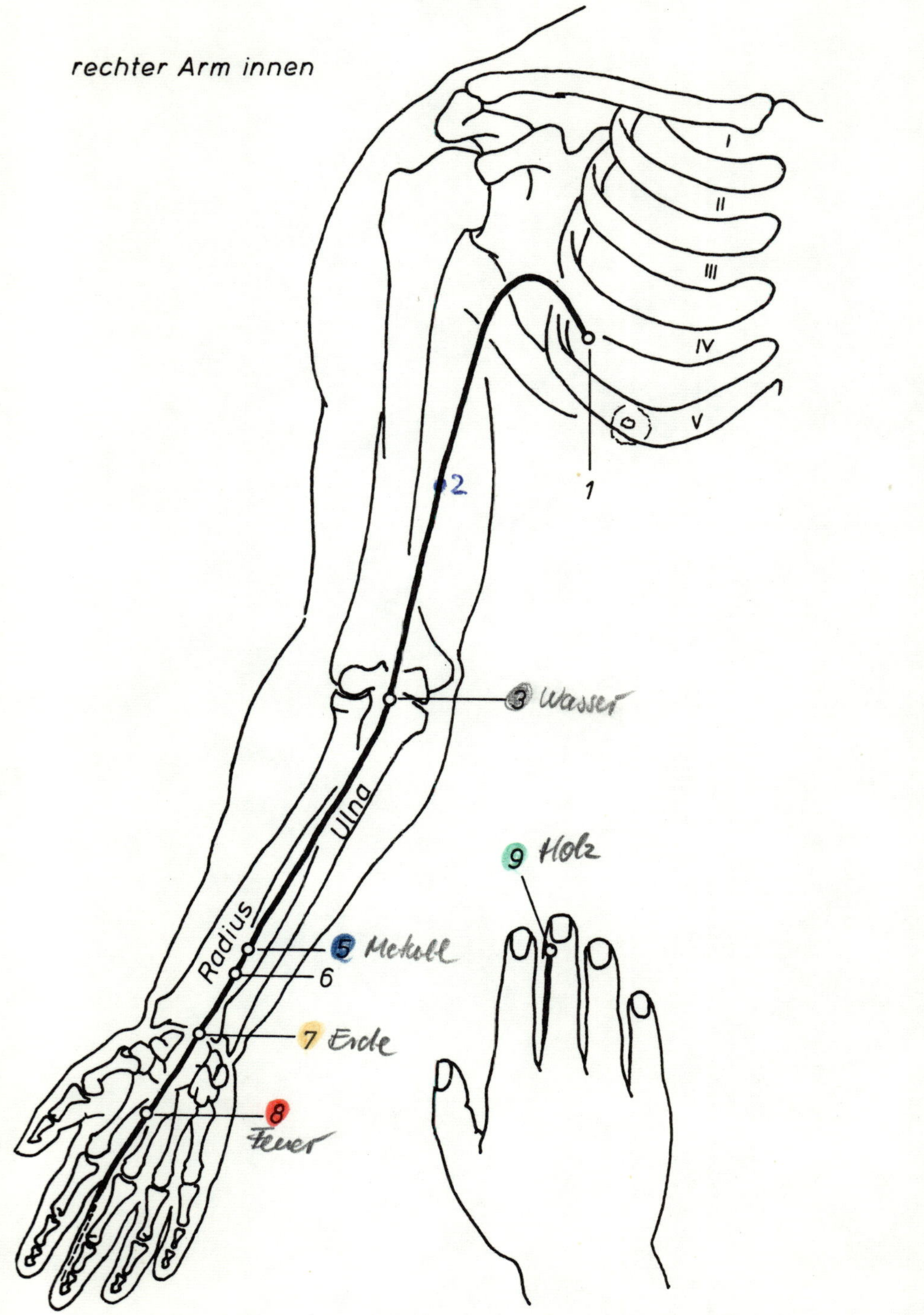

Kreislauf-Sexus V

VI. Drei-Erwärmer-Meridian

Allgemeine Wirkung: Energiebildung durch drei Funktionskreise:
1. Atmung, 2. Nahrungsaufnahme und Verwertung, 3. Urogenitalsystem und potenzielle Kraft.
Pathologisch: spastische, schmerzhafte Zustände, Arthritiden, rheumatische und neuralgische Beschwerden; Hauterscheinungen

Feuer-Element YANG (Feuer II)

1: ○ Metallpunkt
trockener Mund, schwere Zunge,

2: ○ Wasserpunkt
Ohrensausen, Gehör »zu«, Augenentzündung

3: ○ Tonisierungspunkt
○ Holzpunkt
Nebel vor den Augen, Kopfschmerzen, allgemeine Schwäche und Depressionen

4: ○ Quellpunkt
viel Durst, Schwäche der Hand (kann nichts halten und heben)

5: ○ Lo-Punkt (zum KS-Meridian V – liegt direkt gegenüber KS 6)
○ Meisterpunkt des Wundermeridians YANG-OE
Schmerzen und Steifigkeit der Finger, Schwäche der Hände und Arme, Gastritis, wirkt auf Galle

6: ○ Pén-Punkt = Feuerpunkt im Feuerelement
(wirkt symptomatisch, ähnlich wie 5) Asthma, Pulsaussetzen, Intercostalneuralgie, Rückenschmerzen, Schulter-/Armschmerzen, starker Blutverlust nach der Geburt, große Erschöpfungen

8: Lo-Punkt der drei YANG-Meridiane des Arms (zu den drei YIN-Meridianen) völlige physische Erschöpfung infolge Überarbeitung, Müdigkeit besonders nach dem Essen

10: ○ Sedativpunkt
○ Erde-Punkt
allgemeine Krampfdiathese, Unruhe, Überaktivität, Schlaflosigkeit, rheumatische Schmerzen im Bereich der Arme, der Schultern und des Rückens

11–15: spezielle Punkte für das Schulter/Arm-Syndrom

16: siehe Dü (II) 15

17: Mittelohr- und Augenentzündung (suche dunkle Ader, lasse bluten),
Ohrensausen (zusammen mit 23)

21: Am Ende des Augenbrauenbogens
Kopfschmerzen, Augenentzündung (niemals moxen!)

22: Identisch mit Gbl 3
Kopfschmerzen besonders bei Frauen (Migräne mit Gallenbeteiligung), Ohrenschmerzen, Gehörgangsekzem, Trigeminus-Neuralgie

23: Ohrensausen, Schwerhörigkeit (drei Punkte vor dem Ohr bei Hörschäden: 3E 23, Gbl 2, Dü 19)

Wundermeridian YANG-OE: »Bewahrer des YANG«
Meisterpunkt 3E 5
gekoppelter Punkt Gbl 41

Ü b e r s c h u ß m i t E r s c h ö p f u n g , alle exzessförmigen Krankheitserscheinungen mit unerträglichen Schmerzen; Pruritis, Akne, Fieber, Neuralgien, Arthritisschübe, Kopfkrankheiten (Migräne, Otalgien, Zahn-, Hals- und Nackenschmerzen)

VI. Drei-Erwärmer-Meridian

Sinarteria Tri-caloru

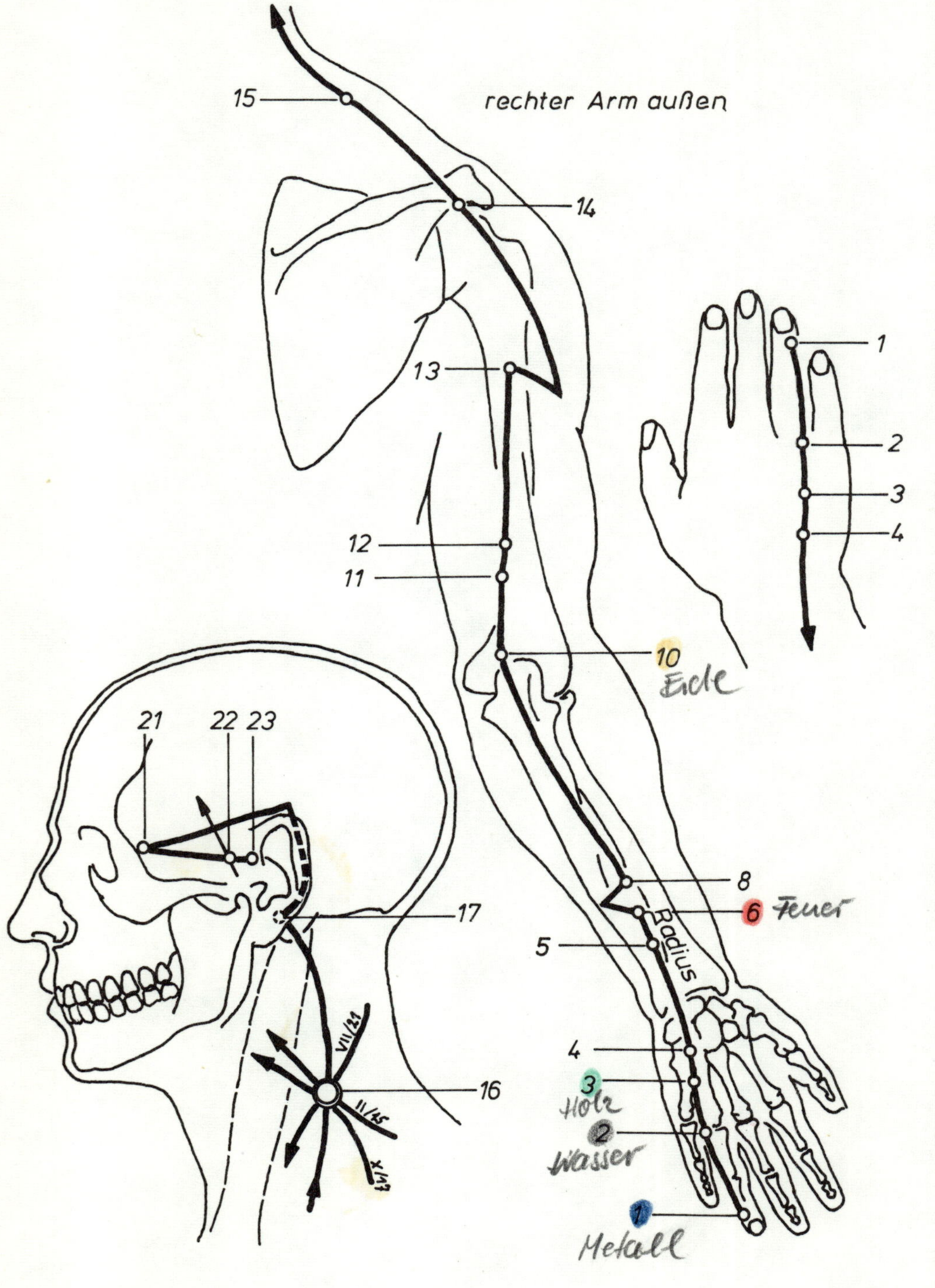

Drei Erwärmer VI

VII. Gallenblase-Meridian

Allgemeine Bedeutung: Der Gbl-Meridian hat zu allen 11 übrigen Meridianen Verbindungen und greift ordnend in alle Funktionen ein. Neben dem Bl-Meridian sorgt er vor allem für die innere Reinigung. Außerdem hat er gewisse hormonale Beziehungen.

Holz-Element YANG

1: Infraorbitalneuralgie, Augenkrankheiten
2: Ohrenpunkt
Facialislähmung, Paradentose (zusammen mit Ma 3)
3: Identisch mit 3E 22
ähnliche Wirkung wie 2
4: Schläfenkopfschmerz, Migräne
14: Kreuzungspunkt Mitte Stirn/Mitte Augenbraue
wichtigster Kopfschmerzpunkt (evtl. zusammen mit 11), 5–10 Min. liegen lassen
15: (an der Haargrenze) Augentränen (wie Gbl 41)
20: Sympathikus-Punkt »Windteich«
alle Krankheiten von Wind (Zugluft: Autofahrer); Lähmungen, Kopfneuralgie, Augenentzündung, Schulter- und Nackenschmerz (nie moxen!)
21: siehe Dü (II) 15
22: Schwere und Schwäche in den Gliedmaßen
23: Intercostalneuralgie, Achseldrüsenschwellung, Alarmpunkt der Gallenblase (Cholecystitis, Koliken)
24: Entzündungen und Stauungen im Unterleib
25: Alarmpunkt der Niere,
Schmerzen im Mittel- und Unterbauch, in der Nierengegend und den ableitenden Harnwegen
26–30: Wirken alle auf Hüfte und Lende, sowie auf Unterleibskrankheiten
30: Wichtiger Ischiaspunkt, Lähmung der Beine (z. B. Poliofolgen), allgemeine Beschwerden der Beine
31: »Psoriasis-Punkt«
Hautjucken, Durchblutungsstörungen der Beine
34: ○ Erde-Punkt
alle Gelenk- und Muskelerkrankungen, Schmerzen, Schwäche, Lähmung, Gallenkolik
37: ○ Lo-Punkt (zum Le-Meridian VIII)
chronische Leiden, Knochen- und Rückenmarks-Erkrankungen (soll auf HVL wirken)
38: ○ Sedativ-Punkt
○ Feuerpunkt
Koliken, Leberfunktionsstörungen, Migräne (besonders der Frauen), Psycholabilität
39: (gegenüber MP 6) wirkt auf Nervensystem und Rückenmark, regt Schleimhäute und Leukozyten an
40: ○ Quellpunkt
allgemeiner Schmerzpunkt, löst Spasmen
41: ○ Pén-Punkt = Holzpunkt im Holzelement
○ Meisterpunkt des Wundermeridians TAE-MO
Ängstlichkeit, Depressionen, Zyklusstörungen, Augentränen (wie Gbl 11)
43: ○ erster Tonisierungspunkt
○ Wasserpunkt
regt Gallenfluß an, verdünnt zu stark konzentrierte Galle
44: ○ zweiter Tonisierungspunkt
○ Metallpunkt
Augen- und Ohrenbeschwerden durch Stauung

Wundermeridian TAE-MO: »Enthemmer des YANG«
Meisterpunkt Gbl 41
gekoppelter Punkt 3E 5

Leere mit Erschöpfung, schlaffe Lähmung, Kollaps, Anaemie, Amenorrhoe, Erbrechen (Galle), Blutentmischung, Blutbildverschiebung, gestörte Erythropoese, Fibrinstörung; Blutergelenke, Arthrosen, Arm-, Bein- und Bauchschmerzen; Herpesneuralgie

Zustimmungspunkt: B 19

VII. Gallenblasen-Meridian

sinarteria vesicae felleae

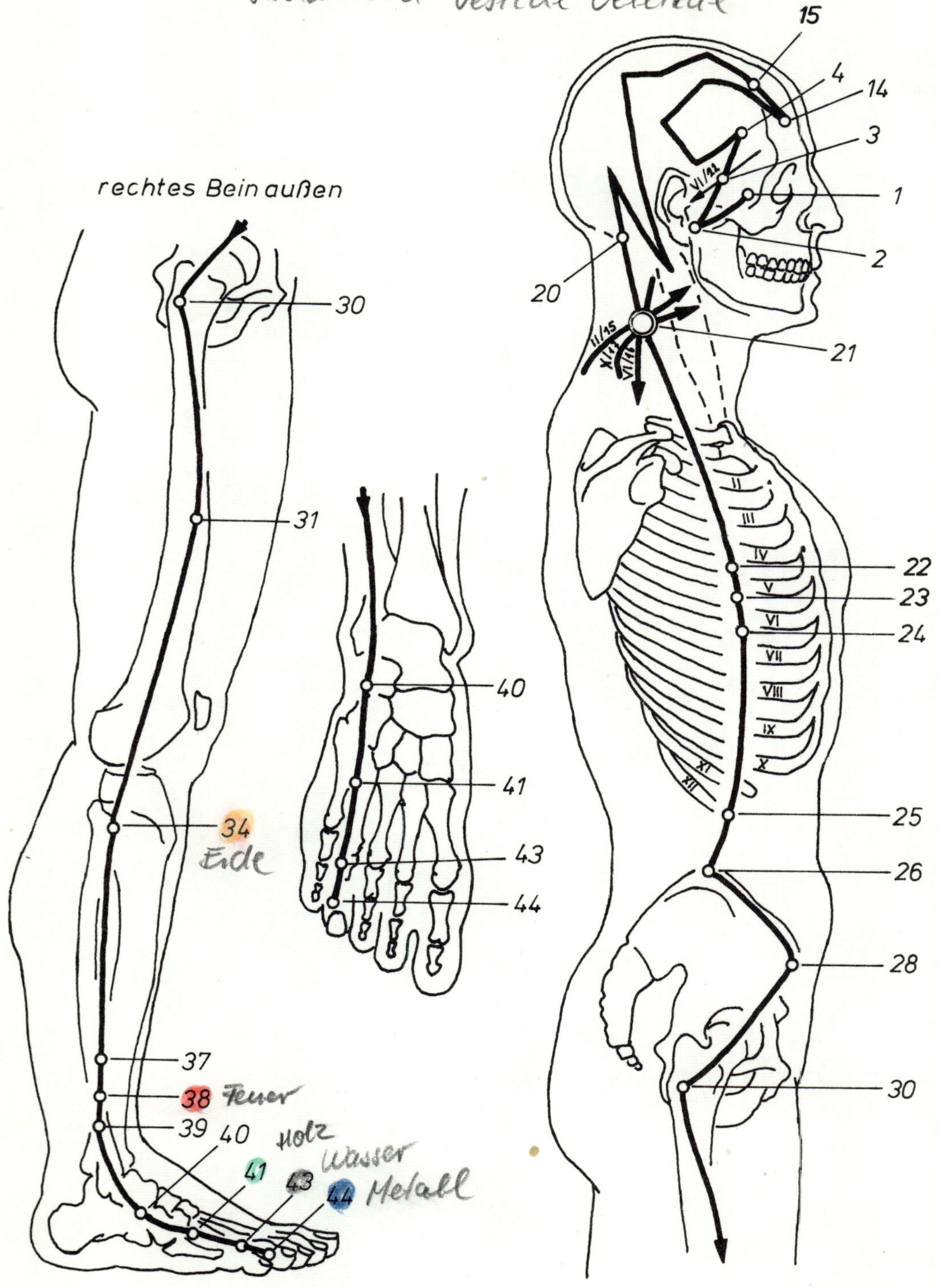

Gallenblase VII

VIII. Leber-Meridian

Allgemeine Wirkung: Geht auf alle Leberbeschwerden, aber auch auf Herz- und Kreislaufstörungen, insbesondere auf den venös-lymphathischen Anteil und das rechte Herz. Wesensmäßig wird die Entschlußkraft des Menschen beeinflußt.

Holz-Element YIN

1: ○ Pén-Punkt = Holzpunkt im Holzelement
Bettnässerpunkt: 2 x wöchentlich 5 Min. nadeln und moxen (Moxastäbchen), bis Pat. trocken durchschläft.

2: ○ Sedativ-Punkt
○ Feuerpunkt
Prostatahypertrophie, Myom

3: ○ Quellpunkt
○ Erde-Punkt
Schwäche, Müdigkeit, Reizbarkeit, Angst; Darmkrämpfe, Leberfunktionsstörungen, Haemorrhoiden; wirkt ähnlich wie Di 4 auf Augen, Nachtblindheit

4: ○ Metallpunkt
Entzündungen und Schmerzen im Unterleib, der Nieren- und Nabelgegend; Kreuz-, Knie- und Fußschmerzen

5: Identisch mit Ni 7 und MP 6 und wird in der Regel als letzterer benutzt

6: ○ Lo-Punkt (zum Gbl-Meridian VII)

9: ○ Tonisierungspunkt (TSIOU-TSIUAN: Wird teilweise als Punkt 8 bezeichnet)
○ Wasserpunkt
Kniegelenkschmerzen, Innenbeinschmerzen bis zur Leiste; viel moxen

12: Kreuzungspunkt mit den Meridianen MP und Ma (identisch mit Ma 31 und MP 11) wichtiger allgemeiner Schmerzpunkt (Neuraltherapie)

13: Identisch mit MP 15, Alarmpunkt des MP-Meridians
Würmer, Intercostalrheuma, Herpesneuralgie (Kinder: Rachitis)

14: Alarmpunkt des Le-Meridians
Brustschmerzen, Atemnot, Pleuritis, Schilddrüse, Basedow

15: Völlegefühl, Meteorismus, Cholecystitis, Übelkeit, Gastritis

VIII. Leber-Meridian

sinarteria hepatica

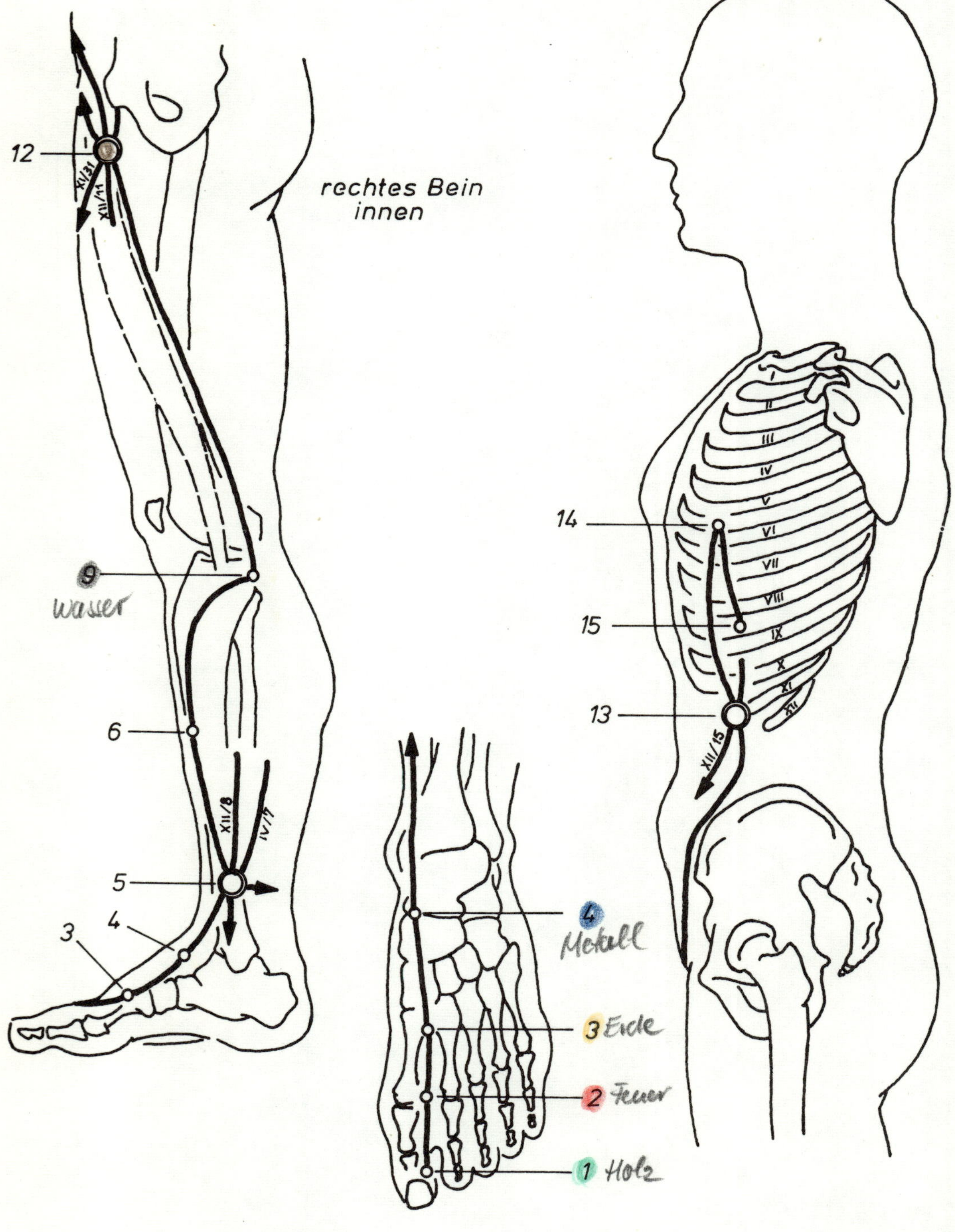

Leber VIII

IX. Lungen-Meridian

Allgemeine Bedeutung: Steuert die gesamte Atemfunktion. Der Lu-Meridian regiert die Meridiane Herz, MP, Le und Ni, indem er ihnen das »Pneuma« zuteilt.

Metall-Element YIN

1: Lungenspitzen, erschwerte Atmung bei Katarrhen, Verschleimung

2: wie 1; Kongestionen im Brustraum, Schulter- und Armschmerzen

3+4: Brachialgie, Armheben erschwert

5: ○ Sedativ-Punkt
○ Wasserpunkt
Atembeschwerden, Bronchitis mit verhärtetem Schleim, Schulter-/Armschmerzen, Paraesthesien der Hände und Finger, häufiges Harnlassen kleiner Mengen

7: ○ Lo-Punkt (zum Di-Meridian X)
○ Meisterpunkt des Wundermeridians JENN-MO
Kopf- und Zahnschmerzen, Armschmerzen (einseitig auf der schmerzfreien Seite stechen = Regel vom großen Stich), Vergeßlichkeit

8: ○ Pén-Punkt = Metallpunkt im Metallelement
Atemnot, Druckgefühl in der Brust und auf dem Herzen

9: ○ Tonisierungspunkt
○ Quellpunkt
○ Erde-Punkt
Schlafpunkt bei Schlaflosigkeit; Kraftlosigkeit der Hände, Daumenrheuma

10: ○ Feuerpunkt
Frösteln und Kältegefühl, Anfang der Erkältung ohne Schweiß und Fieber, belegte Zunge, schlechte Verdauung, Brustknoten

11: ○ Holzpunkt
erschwerte Atmung, Kehlkopfenge, Pseudomembranbildung, Krupphusten, aktue fieberhafte Erkältungen, Meningismus, Kongestionen bei schweren Infektionen

---

Wundermeridian JENN-MO: »Herrscher des YIN«
Meisterpunkt Lu 7
gekoppelter Punkt Ni 6

Atemstörungen, Ernährungsintoxikation, Pankreas, Fermentstörungen; Tbc-Folgen, Bronchitis, Laryngitis, Pharyngitis, Schnupfen, Heuschnupfen, Emphysem, Grippefolgen; Bluthusten, Asthma – Ekzem – Rheuma, Sinusitis, Kopf-, Nackenschmerzen; »der ungekochte Schleim«, Vorstufe der »harnsauren Diathese« des YIN-TSIAO-MO

IX. Lungen-Meridian

sinarteria pulmonalis

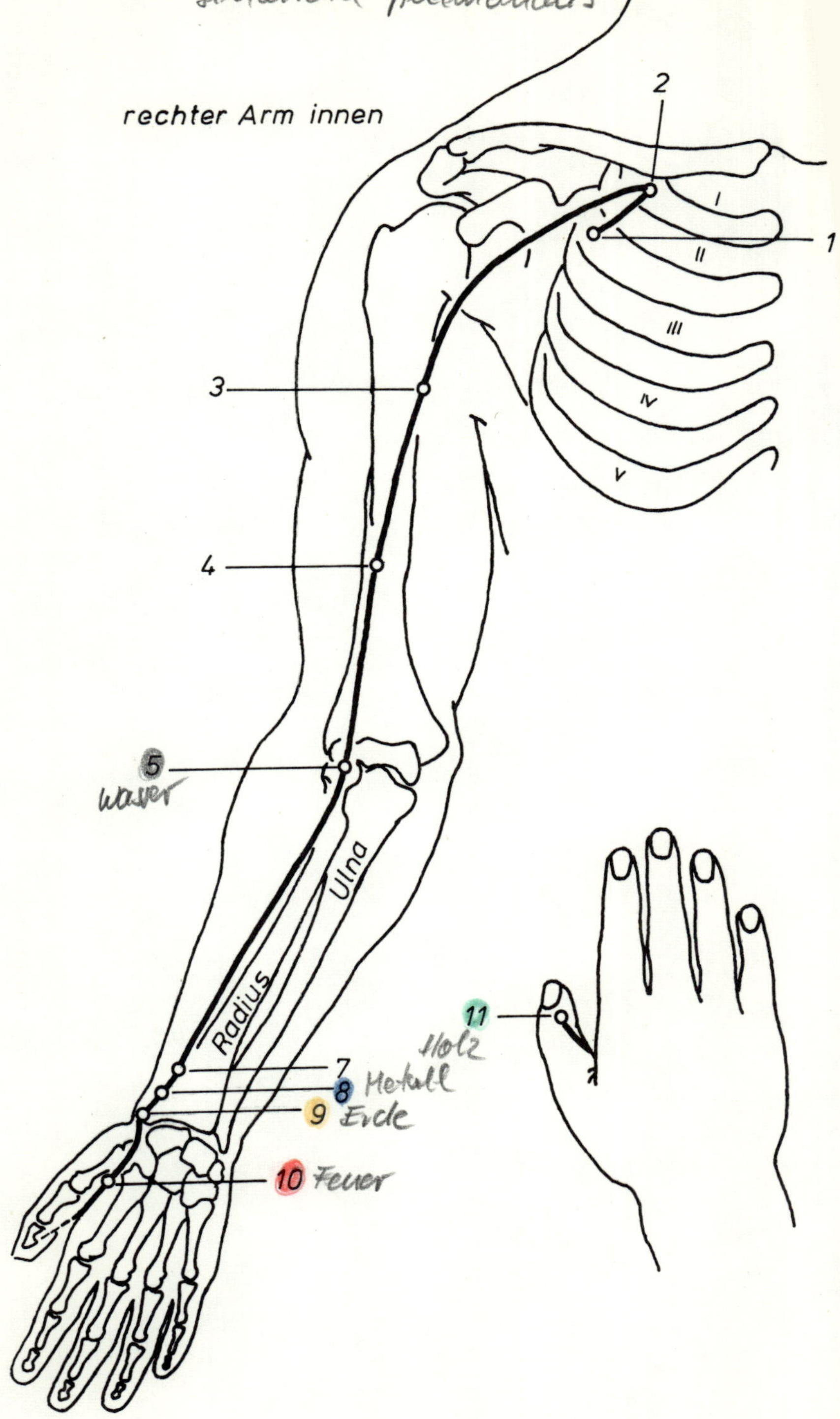

Lunge IX

X. Dickdarm-Meridian

Allgemeine Bedeutung: Steuert die Funktion aller Schleimhäute, insbesondere die des Kopfes und die Auskleidung der Kopfhöhlen

Metall-Element YANG

1: ○ Pén-Punkt = Metallpunkt im Metallelement
Ohrensausen, Halsenge, Zahnschmerzen, Kongestionen zum Kopf, trockener Mund (ganz stark stechen)

2: ○ erster Sedativpunkt
○ Wasserpunkt
Kehlkopfschmerz, Stimmlosigkeit

3: ○ zweiter Sedativpunkt
○ Holzpunkt
Zahnschmerzen, Zungenbrennen, Rhagaden der Mundwinkel

4: ○ Quellpunkt, allgemeiner Vitalpunkt
wichtigster »Schnupfenpunkt«, bringt verstopfte und vertrocknete Schleimhäute zum Fließen;
Kopfschmerzen, Augenbeschwerden, Sinusitis, Nebenhöhlen- und Kieferhöhlenerkrankungen

5: ○ Feuerpunkt
Kopfschmerzen, Schmerzen der Hände, Schreibkrampf, allgemeine Schwäche und Angst, Daumenrheuma

6: ○ Lo-Punkt (zum Lu-Meridian IX)
Schmerzen der Hand, der Handgelenke und des Arms

7: Fieber, Kopfschmerzen, Krämpfe, Unruhe, Erregung

10: Obstipation (suche schmerzhaften Punkt tief im Muskel), Darmkoliken, Meteorismus, Enteropthose, Armschmerzen; wichtiger Vitalpunkt bei Schwächezuständen

11: ○ Tonisierungspunkt
○ Erde-Punkt
Hautkrankheiten von schlechter Verdauung (viel Moxa), Folgen nicht ausgeheilter Erkältungen, Ellbogenschmerzen

15: Armparesen, Kopfschmerzen, halbseitige Lähmungserscheinungen

17: siehe Dü (II) 15

20: Durchfall nach Erkältung, Schnupfen (Nase »zu«), Geruchssinn herabgesetzt, Geschwüre, Furunkel in der Nase

X. Dickdarm-Meridian

simarteria intestini crassi

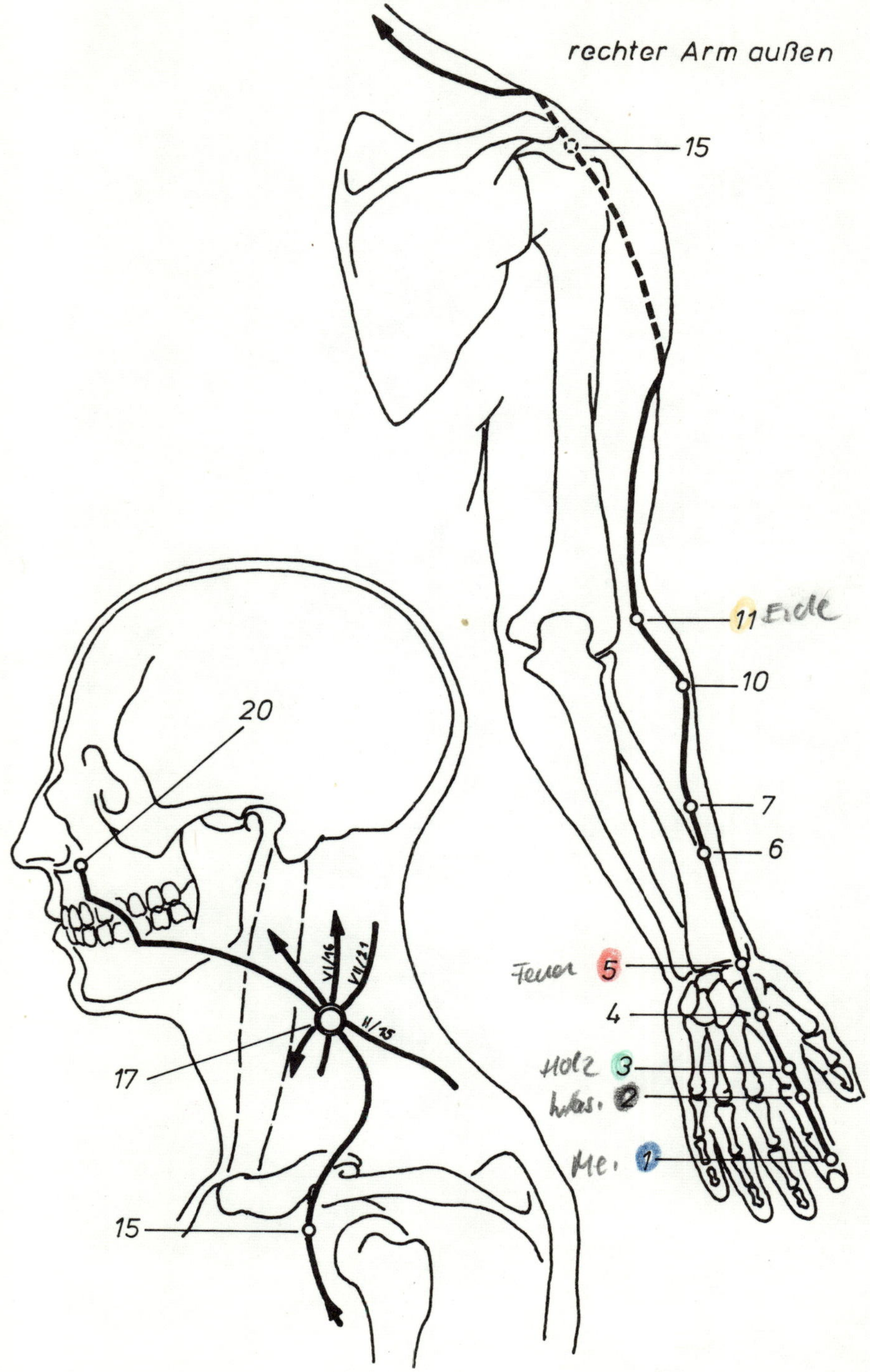

Dickdarm X

XI. Magen-Meridian

Allgemeine Bedeutung: Der Magenmeridian ist der einzige YANG-Meridian, der auf der YIN-Seite des Rumpfes verläuft. Er hat dadurch – obwohl YANG-Meridian – besondere Beziehungen zu den YIN-Funktionen der Verdauung (die Chinesen bezeichnen ihn als »Speicherbeamten«).

Erde-Element YANG

1: stechende Kopfschmerzen, Migräne (ganz flach unter der Haut Richtung Scheitel stechen);
Lähmung oder Krampf der Zehen, stechende Schmerzen in den Augen

2: Ohrenschmerzen, Ohrensausen, Otorrhoe, Trigeminus-Neuralgie, Facialislähmung (zusammen mit 3, Dü 18, Gbl 2), Gehörgangsekzem, Kieferklemme

3: Paradentose, Zahnschmerzen, Halsschmerzen, Parotitis

4: Augenentzündung, Tränenfluß, verschwommenes Sehen

7: Sprachstörungen, Zahnschmerzen, Kieferkrampf; bei einseitiger Mundwinkellähmung ist die gesunde Seite zu akupunktieren

8: oft Ausgangspunkt der Trigeminus-Neuralgie; Zahnschmerzen, Parotitis, Drüsenschwellung des seitlichen Halses

10: Sängerpunkt (rechts und links neben Adamsapfel)
Schnarchen, Schilddrüsenstörung, Kropf

12: Husten, Bronchiektasien mit starken Schleimansammlungen

13: »Atemtüre«
Atemnot, Stauungen der Atmungswege

14 – 16: Husten und Stauungen im Brustraum (wie 13)

18 + 19: Lungenboden; Verschleimung, Atemnot, pectanginöse Beschwerden, Bruststauungen der Frauen (bei angehobener Brust, am besten im Liegen)

21: alle Magenerkrankungen, Geschwüre, Krämpfe, Depressionen

25: Alarmpunkt des Dickdarms (in Nabelhöhe) (bei kaltem Bauch moxen!), aufgetriebener Bauch, Koliken, Römheld, Würmer, allgemeine Schwäche

26: Symptome wie 25

27: Symptome wie 25, dazu Dysmenorrhoe

28: Unterleibsbeschwerden, Kälteempfindlichkeit der Blase und ableitenden Harnwege (moxen)

29: wie 28

30: allgemeine Schwäche und Erschöpfung, Appetitlosigkeit, verzögerte Nachgeburt

31: wichtiger Schmerzpunkt (über der Lamina cribriformis), identisch mit Le 12 und MP 11

32: wirkt auf alle Gefäße bei Durchblutungsstörungen im Bereich des Ober- und Unterschenkels

36: ○ Pén-Punkt = Erde-Punkt im Erdelement
YIN-Plethora (wenn unten alles gestaut ist und oben Leere herrscht)
Nachlassen der Sehkraft, Kopfschmerzen, Depressionen, Schwäche, Angst, nervöse Herzbeschwerden; lokale Wirkung auf Kniebeschwerden

Entlang Ma-Meridian zwischen 36 und 40: bei Blinddarmreizung alle druckschmerzempfindlichen Punkte stechen!

40: ○ Lo-Punkt (zum MP-Meridian XII)
regt Magensaftbildung an bei Appetitmangel, macht Heißhunger (zusammen mit MP 3); viel weißer Schleim, weiß belegte Zunge

41: ○ Tonisierungspunkt
○ Feuerpunkt
Magenbeschwerden, Meteorismus, Dyspepsie; lokale Beschwerden im Bereich des Fußgelenks

42: ○ Quellpunkt
zu viel Magensäure, vermehrtes Eßbedürfnis (reguliert Appetit)

43: ○ Holzpunkt
Bauchschmerzen, Darmkollern, Meteorismus; lokale Fußrückenschmerzen, Sehnenscheidenentzündung (alle Schmerzpunkte im Entzündungsbereich)

44: ○ Wasserpunkt , chron. Entz. im Hals-Nasen-Ohren Bereich, Gastritis, Meteorismus
Zahnschmerzen (zusammen mit Di 4 und Ma 3 oder 8)

45: ○ Sedativpunkt (ist sehr schmerzhaft, besser vermeiden!)
○ Metallpunkt Entz. u. Spasmen im Mg-Darm Trakt,
Unruhe, Schlaflosigkeit, schwere Träume, Angst; Gastritis, Sodbrennen

× 36 : einer d. wichtigst. Punkte überhaupt – ausgleichend / psychische Erkrankungen, Antriebsarmut, Dyspepsie, Schwindel, Migräne, Bettnässen, Phantomschmerz

XI. Magen-Meridian

sinarteria stomachica

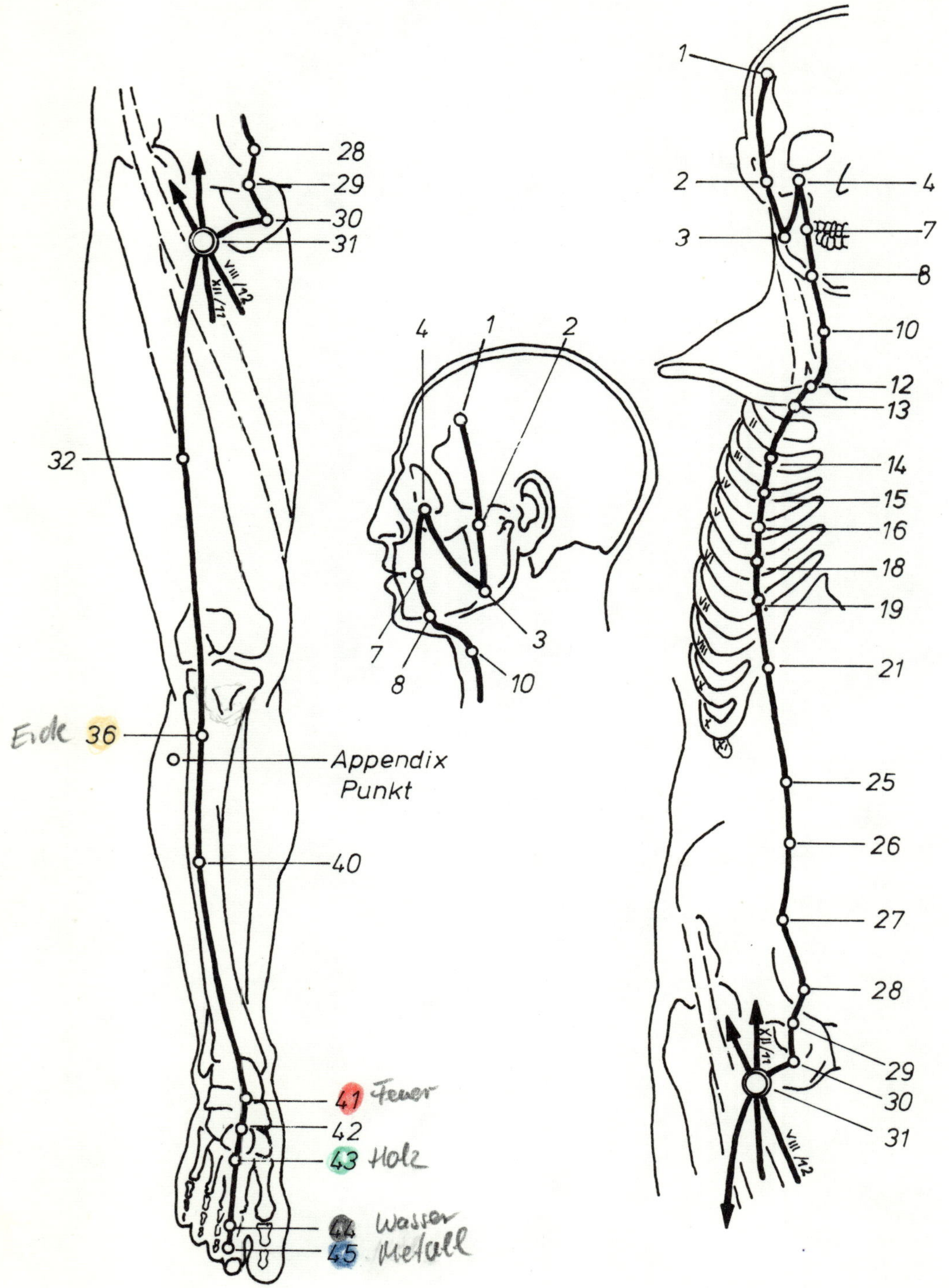

Magen XI

XII. Milz-Pankreas-Meridian

Allgemeine Bedeutung: Der MP-Meridian ist der Regulator der körperlichen und geistigen Entwicklung und enthält die stärkste YIN-Kraft, die er »mit Weisheit« (= den Erfordernissen entsprechend) an die übrigen Organe verteilt.

Erde-Element YIN

1: ○ erster Tonisierungspunkt
○ Holzpunkt
Schlafpunkt (zusammen mit Ni 6 in Gold und Bl 62)
Depression, Ängstlichkeit, Unruhe, kalte Füße (besonders Frauen mit zu starker Regel)

2: ○ zweiter Tonisierungspunkt
○ Feuerpunkt
wirkt besonders auf Intellekt und mathematisches Denken, fordert geistige Konzentration (zusammen mit 3); Ballenschmerz, regt Pankreasfermente an

3: ○ Quellpunkt
○ Pén-Punkt = Erde-Punkt im Erdelement
Zuckerhaushaltstörung, Ballenentzündung, Appetitlosigkeit (zusammen mit Ma 40), Meteorismus, Obstipation; Schmerzen in der Nabelgegend, allgemeine Schwäche

4: ○ Lo-Punkt (zum Ma-Meridian XI)
○ Meisterpunkt des Wundermeridians TCHRONG-MO
Gastrisch-intestinale Beschwerden verschiedener Art, Unterbauchverkrampfung, Unruhe mit Durstgefühl

5: ○ Metallpunkt
○ Sedativ-Punkt
Melancholie, schwere Träume; Bindegewebeschwäche, Bandscheiben, Gelenkschmerzen, Varizen

6: »Herr des Blutes« (Treffpunkt der 3 YIN des Beines), identisch mit Le 5 und Ni 8
allgemeine Wirkung auf die Unterleibsorgane und die NN: Regelstörungen, Nachgeburtsblutungen, Lochienstauung, Gebärmutterschmerz, Konzeptionsschwierigkeiten, Spermatorrhoe, Entzündung der Geschlechtsteile, Schmerzen an den Innenseiten der Schenkel; allgemeiner Vitalpunkt

8 »Göttliche Kraft«
wirkt ähnlich wie 6 auf Urogenitalsystem (Ödeme: 6 und 8);
Appetitlosigkeit, regt Fermente an, Dyspepsie (baut Darmflora auf)

9: ○ Wasserpunkt
rheumatische Gelenkerkrankungen, Gonarthritis, Periarthritis; Grieß- und Steinbildung in den Nieren und den ableitenden Harnwegen

10: »Blut-Meer«
regt Erythrozyten an (wie Bl 39) - Moxa!
Kniegelenkschmerzen, Innenschenkelschmerzen, Venenschmerzen

11: Identisch mit Ma 31 und Le 12
Miktionsbeschwerden, Leistendrüsenschwellung

15: Identisch mit Le 13;
als Alarmpunkt des MP-Meridians druckschmerzhaft, Schwäche in allen vier Extremitäten, nervöse Erschöpfung

16: Magen-/Gallenblasenkrämpfe, Ulcus ventriculi et duodeni
(Baunscheidtieren)

20: Meisterpunkt aller Wundermeridiane
unterer Lungenlappen voll Schleim, Rippenfellentzündung

21: wie 20

Wundermeridian TCHRONG-MO: »Enthemmer des YIN«
Meisterpunkt MP 4
gekoppelter Punkt KS 6

w e c h s e l n d e , r h y t h m i s c h e , a n f a l l s w e i s e S y m p t o m e ; Herzschmerzen, Verdauungsstörungen, Leberfunktion, Römheld, Gastralgien, Koliken, Gallenblasen/Gallengangentzündung, Aerophagie, Angina pectoris, Arthythmie, Wechsel von Tachycardie/Bradycardie

XII. Milz-Pankreas-Meridian

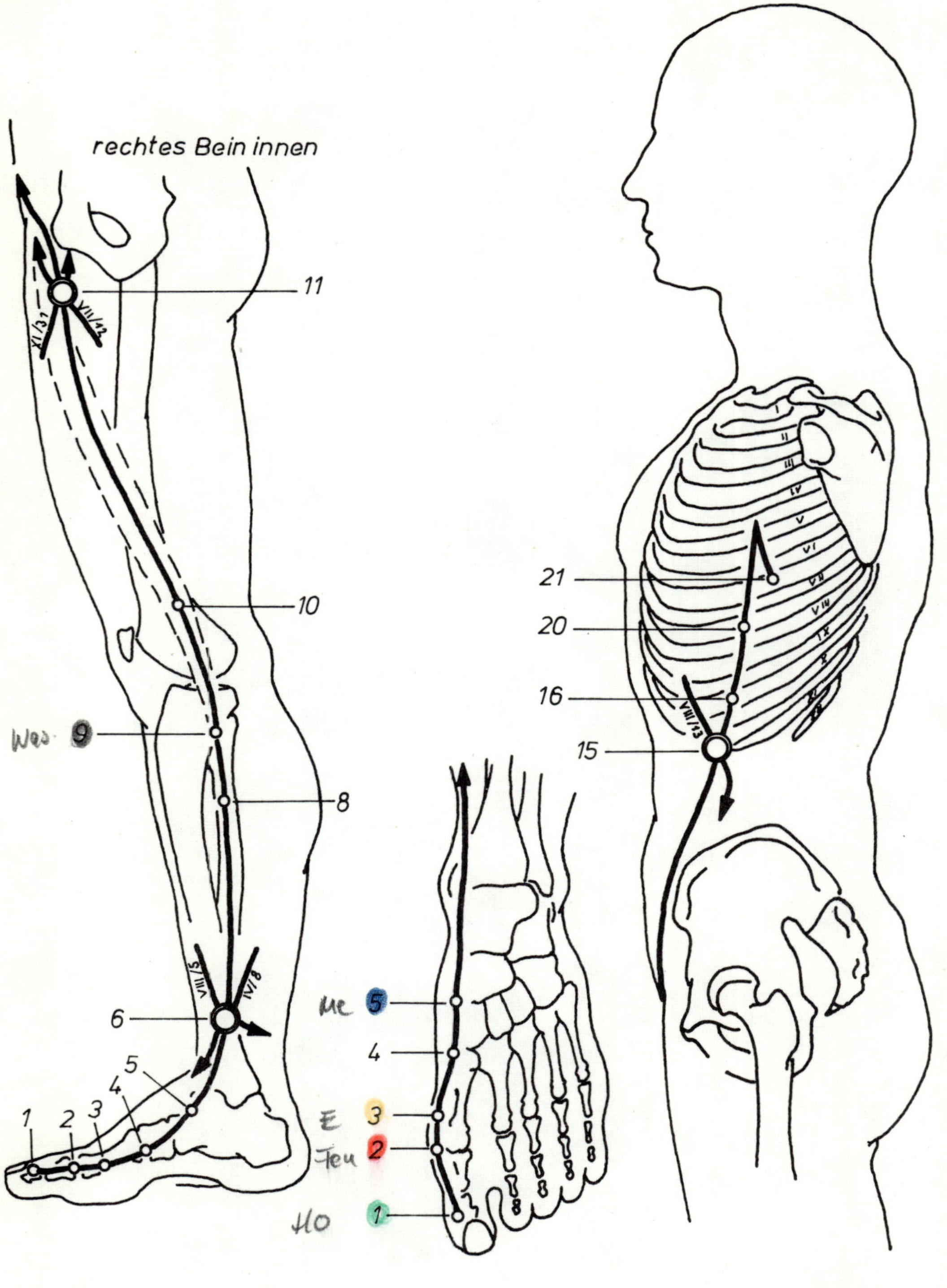

Milz-Pankreas XII

XIII. Konzeptions-Meridian

Die Verkörperung des YIN

Gewinnt im Aufsteigen bis zum Kopf immer mehr an YANG

3: Alarmpunkt Blase
Kalte Füße

4: Alarmpunkt Dünndarm
Nierenunterfunktion (cave Schwangerschaft);
allgemeine Schwäche (zusammen mit MP 9),
chronische breiige Stühle (zusammen mit 3 + 6), Konzeptionsschwierigkeiten (zusammen mit 3), klimakterische Beschwerden

5: »Steintor«
Nierensteine, Nierengries, Harnstörungen

6: »Meer der Energie«
kalter Unterbauch (viel Moxa), psychische und physische Erschöpfung, Schwäche der Hypophyse und Nebenniere

7: »YIN-Vereinigung«
ähnliche Wirkung wie 6; wirkt auf 3E in Bezug auf Urogenitalregion

8: »Göttliche Grenze« (im Nabel)
nur Moxa

9: »Wasserverteilung«
hier gibt es beim moxen oft »Wasserblase«, die viele Giftstoffe enthält;
schüttet Wasser aus dem Körper (Harn, Durchfall, Schweiß); zieht aber auch Wasser aus dem Darm

12: »Herr des Magens«
Gastritis, Ulcus, Krämpfe

11 + 12 + 13: nacheinander bei allen Magenbeschwerden, schlechter Verdauung, Schmerzen nach dem Essen, Senkmagen

14: Herzbeschwerden (moxen), Husten, Bronchitis, Asthma; Meteorismus, Römheld

15: beeinfluß Herz, seelische Erkrankungen, Angst, Unruhe, Verkrampfungen

16: Erbrechen der Säuglinge, Zwerchfellkrampf, Speiseröhrenkrampf oder Stenose (sehr schmerzhaft, nur oberflächlich stechen, viel Moxa)

17: Alarmpunkt Lunge
YIN-Krankheiten, Husten, Asthma, Bronchitis, Lungenschwäche (bei alten Menschen dazu Ma 36 moxen)

18: »Jade-Halle«
Schmerzen in der Lungen- und Herzgegend, Bronchitits, Angina pectoris; Säuglinge können keine Milch vertragen (16 + 17 + 18 ganz leise mit Kinderbesen die Haut reizen)

20: Mandelentzündung (viel Moxa), Stimmbandkrampf, Rippenfellentzündung

21: Asthma, Globusgefühl, Schilddrüse

22: Heiserkeit, Kratzen im Hals, Globus, Struma, Stimme, Schilddrüse

24: »YANG-Konzentration im YIN«
Sprachhemmung, Stottern, geschwollene unbewegliche Zunge, »schiefer Mund« durch Erkältung (geschwollenes Gesicht, dicke Backe), Zahnschmerzen, Kieferklemme

12, Alarmp. d. Mg!
Mg-Atonie, Aerophagie; schmerzhafte Mg-Erkrankung.
gut: Ulcus Schmerzen v. Mg u. Duodenum!

13, 5 Zun üb. d. Nabel
Mg.-Darm-Spasmen - bes. wenn Beteiligt. vom Herz
unterstützend: Hernien

- Ascites, Psychasthenie, NNR ↓!
23, üb. Adamsapfel -
Entz. d. Mundhöhle, Brechreiz

Herz u. Mg-Erscheinungen

Manubrium/ Kitzelhusten, Globus-Syndrom, unterstützend bei nach innen wachsendem Kropf.

21 ↓, bei nach innen wachsendem Kropf
(Calc. fluor D12 hier spritzen)

22, 1 Zun über 21,
Sprachstörungen

XIII. Konzeptions-Meridian

simartena respondens

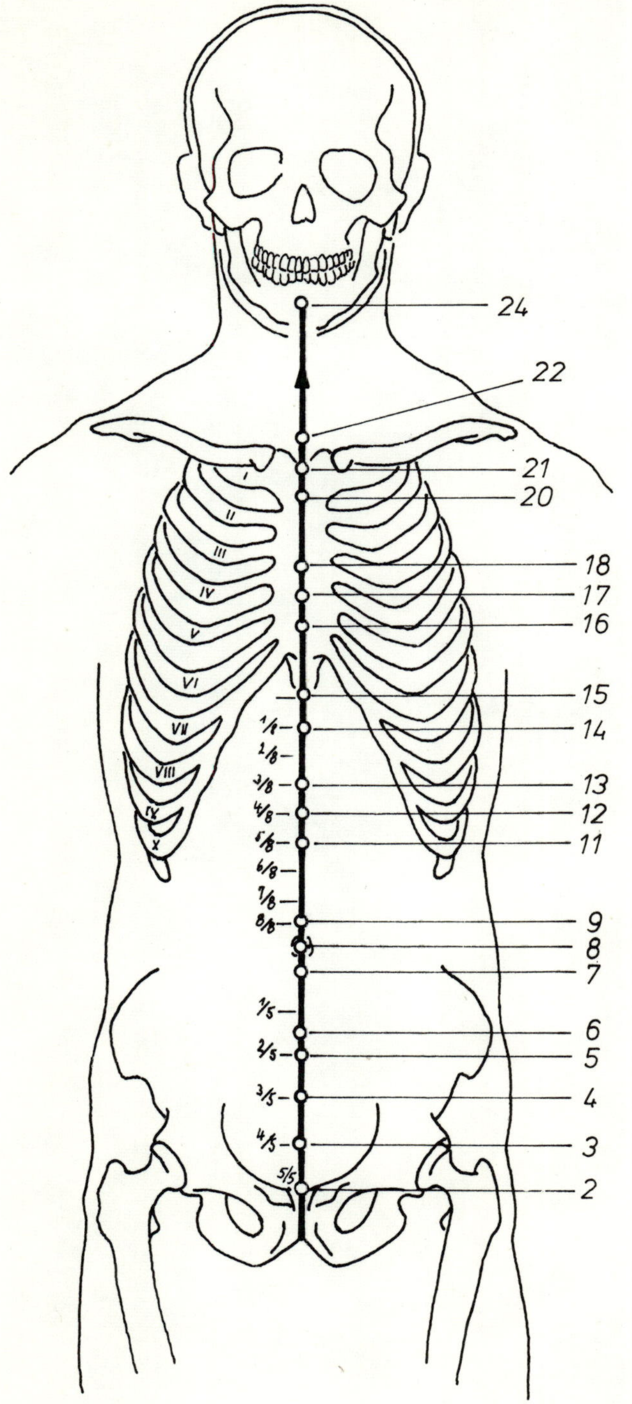

Konzeption XIII

XIV. Gouverneur-Meridian

Die Verkörperung von YANG

Trotzdem ist der Meridian an seiner Wurzel fast rein YIN. Im Aufsteigen cranialwärts gewinnt er immer mehr YANG.

1: Haemorrhoidenpunkt
tief hinter die Steißbeinspitze stechen, drehen (Reaktion: ein Ziehen nach oben)

2: chronischer Kaltfuß (Reakton geht bis in die Füße); kann nicht sitzen; Moxa
allgemeine Beinbeschwerden, Durchblutungsstörungen;
zusammen mit MP 9: muß sofort urinieren, entwässert Beine

3: »YANG-Grenze«
nach Trauma, Schock. Schwäche der Beine, sexuelle Überregung

4: »Lebenstor«
tonisiert wie KG 6 bei Erschöpfung und Bänderschwäche (Enteropthose), Uterusbänder, Wanderniere), Lephalgie, Meningitis, epiforme Symptome, Krämpfe der Kinder

5: »Hängender Pfeiler«
Lähmung der Beine, Nierenschmerzen, Lumbago

6: »Mitte der Wirbelsäule«
Entwicklungsstörung der Kinder, vorzeitiges Altern

7: »Muskelstraffer«
tonisiert schlaffe Muskulatur

10: Asthma: schlechter beim Liegen

11: Kalte und feuchte Hände und Füße (zusammen mit 2), beruhigt bei Nervosität

13: Schilddrüse (korrespondiert mit KG 21)

14: »Tor des Schweigens« (niemals moxen!)
Zungenpunkt bei Stimmverlust, Zungenentzündung

15: »Windbezirk«
Krankheiten von Wind oder Zugluft, steifer Hals

16: »Gehirntür«
Kopfschmerzen, Angst, Unruhe, Schlaflosigkeit (15 und 16 wirken auf die Hypophyse)

19: »Hundertfacher Sammler«
wirkt auf Neurohypophyse bei Schwäche (gilt als Zincum-Punkt); in Kombination mit 1 bei Haemorrhoiden und Senkungserscheinungen

21: Cerebrale Durchblutungsstörungen (Kongestion oder Anaemie)

23: »Göttlicher Hof«
Kopfschmerzen – Migräne, Sehstörungen

23a: Stirnhöhlenpunkt (oft geschwollen)
Kopfschmerzen (zusammen mit Bl 2, Gbl 10, Ma 1)

25: Ohnmacht, Kollaps

27: Zahnfleischpunkt
Zahnschmerzen (hat Beziehungen zur Hypophyse wie die beiden Einser Zähne)

13, mesendymale Abwehrschwäche, Bandscheibenbeschwerden

wichtig: Punkt bei Übergangsbereich HWS-BWS weil hier Chiropraktik schwierig

24) Nasenspitze Schnupfen u. Nasenbluten

26, Spitze d. Filtrums – Zahnschmerzen

XIV. Gouverneur-Meridian

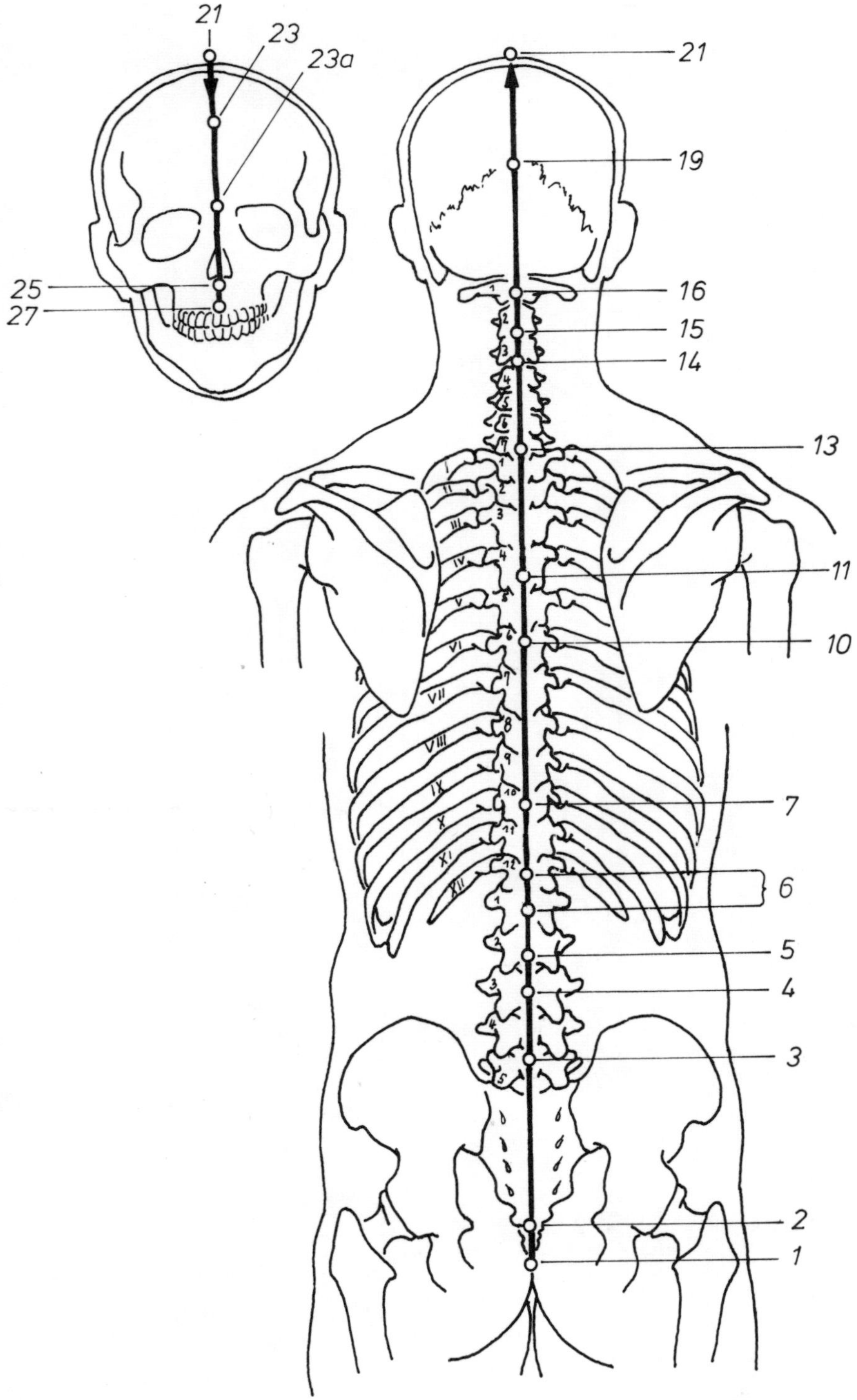

Blutentgiftung!

– Schlaflosigkeit, Überempfindlichkeit gg. äußere Eindrücke Überempfindlichkeit gg. Geräusche! Stottern!

17, 3 Zun unterhalb 19 Torticollis, Labyrinth-Schwindel

18, 1,5 Zun unt. d. 19 Zervikalsyndrom Genick u. Hinterkopfschmerzen.

16, Hauptpkt. Kopf, HWS Schwellungen, Angst und Unruhezustände.

20, 1,5 Zun v. 19: (über) Zerebrale Durchblutungsstör., Katarrhe v. Nasen und Nebenhöhlen

Gouverneur XIV

Herz: KG 14 (etwa einen Querfinger unterhalb d. Xiphoidspitze

Zustimmungspunkt: Bl. 15 (auf dem Rücken, 2 Querfinger lat. d. Meridianen, zw. d. Querfort. Th_5 u. Th_6

Dünndarm: KG 4 (~ 2 Querfing. oberhalb d. Symphyse / = 2/5 oberh. d. Symphyse)

Zustimmungsp. B. 27 (auf d. spina iliaca post. sup.)

Blase: KG 3 (1/5 oberhalb d. Symphyse)

Niere G 25 (freies Ende d. 12. Rippe)

Zustimmungspunkt B 23 (zw. L_2 und L_3)

Kreislauf-Sex. KS 1 (IV ICR, Querf. lat. d. Mamille)

M 11 (~~2 Querf. lat. d. dors. Merid. Th_{11} u. Th_{12}~~) am ob. Schambeinrand d. Symphyse

Zustimmungsp. Bl. 14 (Th_4 u. Th_5)

Drei-Erwärm.: KG 5 (3/5 oberhalb. d. Symphyse)

KG 7 (4/5 " " ")

KG 17 (Sternum-Mitte ~ 4 ICR)

Gallenblase

G 23 (4. ICR, vord. Axillarlinie) (Linie vom vord. Rand d. Achselhöhle abwärts)

G 24 (VII ICR " ")

Leber Le 14 (Mamillarlinie Höhe VI ICR)

Lunge: Lu 1 (vord. Axillarlinie III ICR)

Dickdarm M 25 (in d. Mitte einer Linie vom Nabel zum ob. Darmbeinkamm)

Magen: KG 12 (Mitte d. Strecke; Nabel - Xiphoid)

Zustimmungsp. Bl 21

Milz: freies Ende d. 11. Rippe

Pankreas:

Herz, Lunge Aorta: Bl. 4 (2 Querfing. lat. d. Median u. 2 4 ... d. ... Haargrenze)

Leber-Lungenspitze Magen B 2 (auf d. Schnittpunkt einer Senkrechten durch d. medialen Lidwinkel mit d. Augenbraue über d. foramina supraorbitales.

untere Lunge Herz 3 E 22 (1/2 Querfinger oberhalb d. Mitte d. Jochbeins)

Leber Stirnhöhle XIV 23 Mitte d. ~~Stirn~~ Nasenwand

Übersicht über die Alarmpunkte

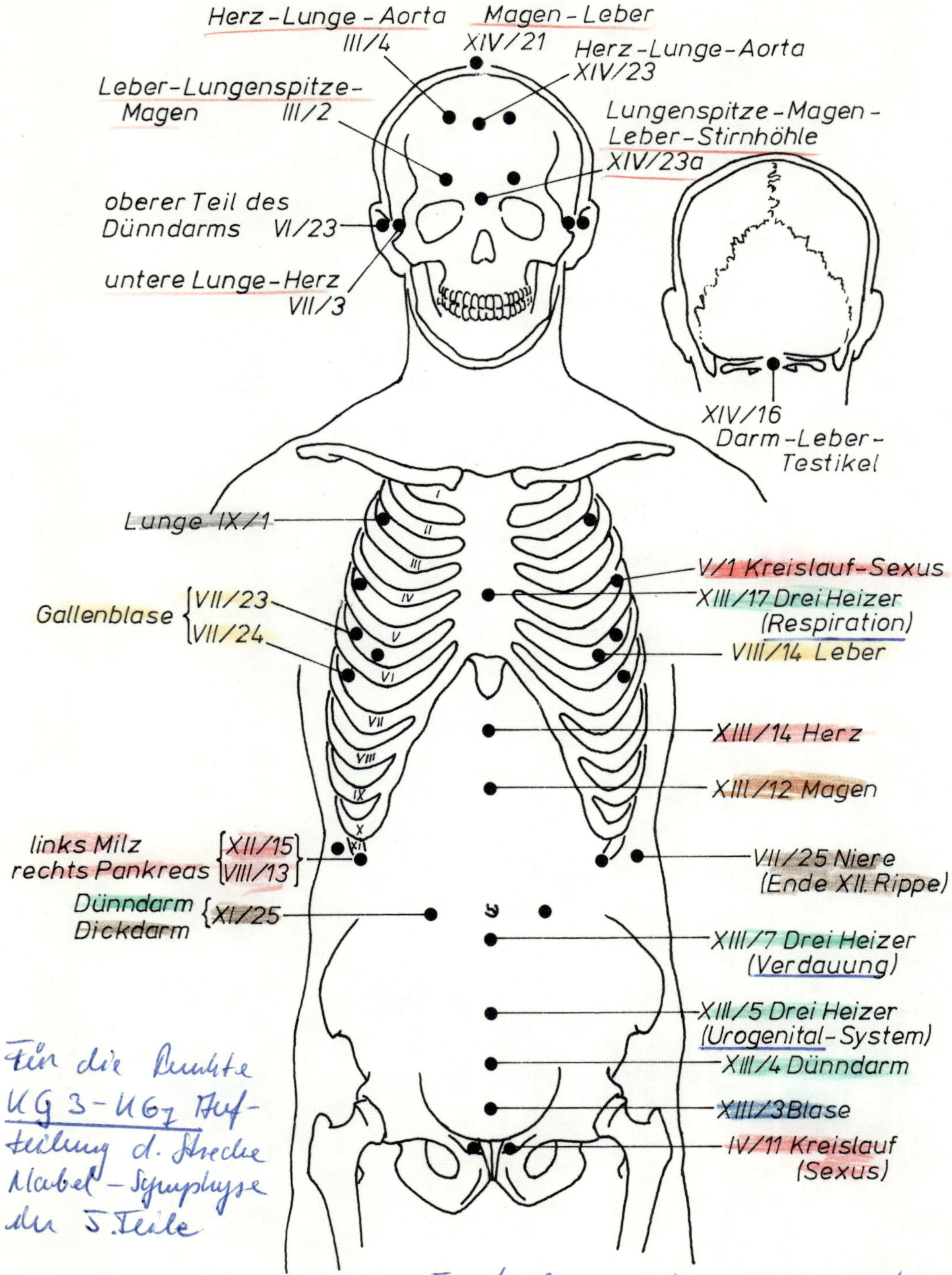

Für die Punkte KG 3 - KG 7 Aufteilung d. Strecke Nabel - Symphyse in 5 Teile

Einteil. von Nabel in Xiphoid Spitze in 8 Teile

Alarmpunkte

Lagebezeichnung der Kopfpunkte

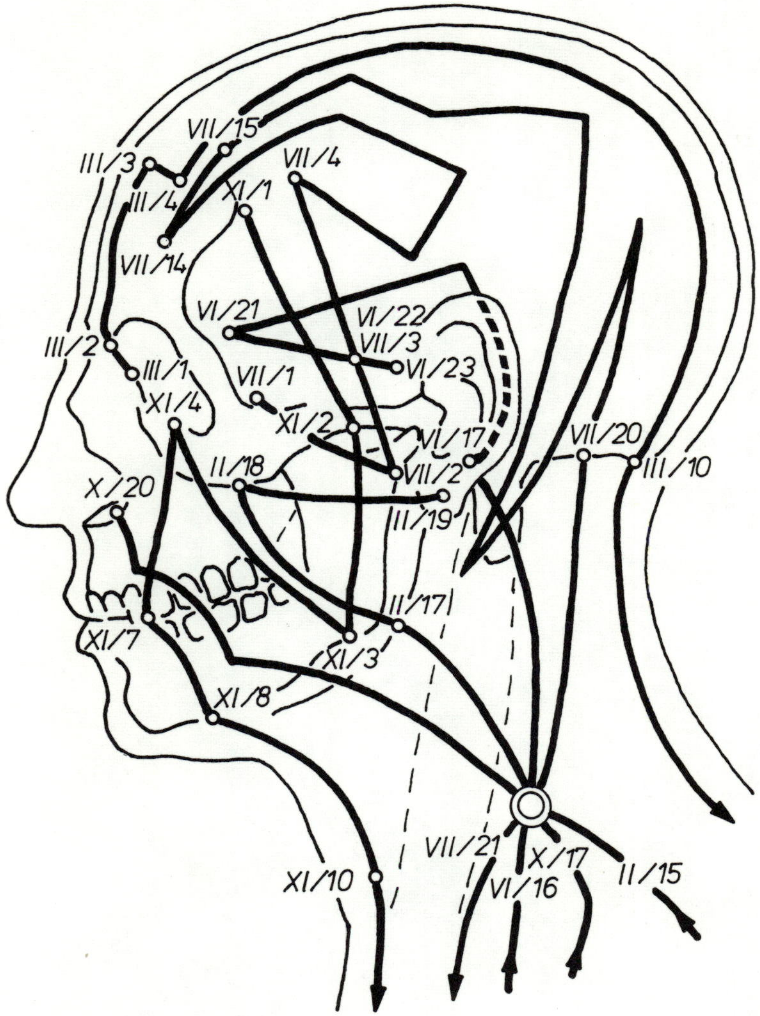

Kopfpunkte

Sämtliche Elementenpunkte

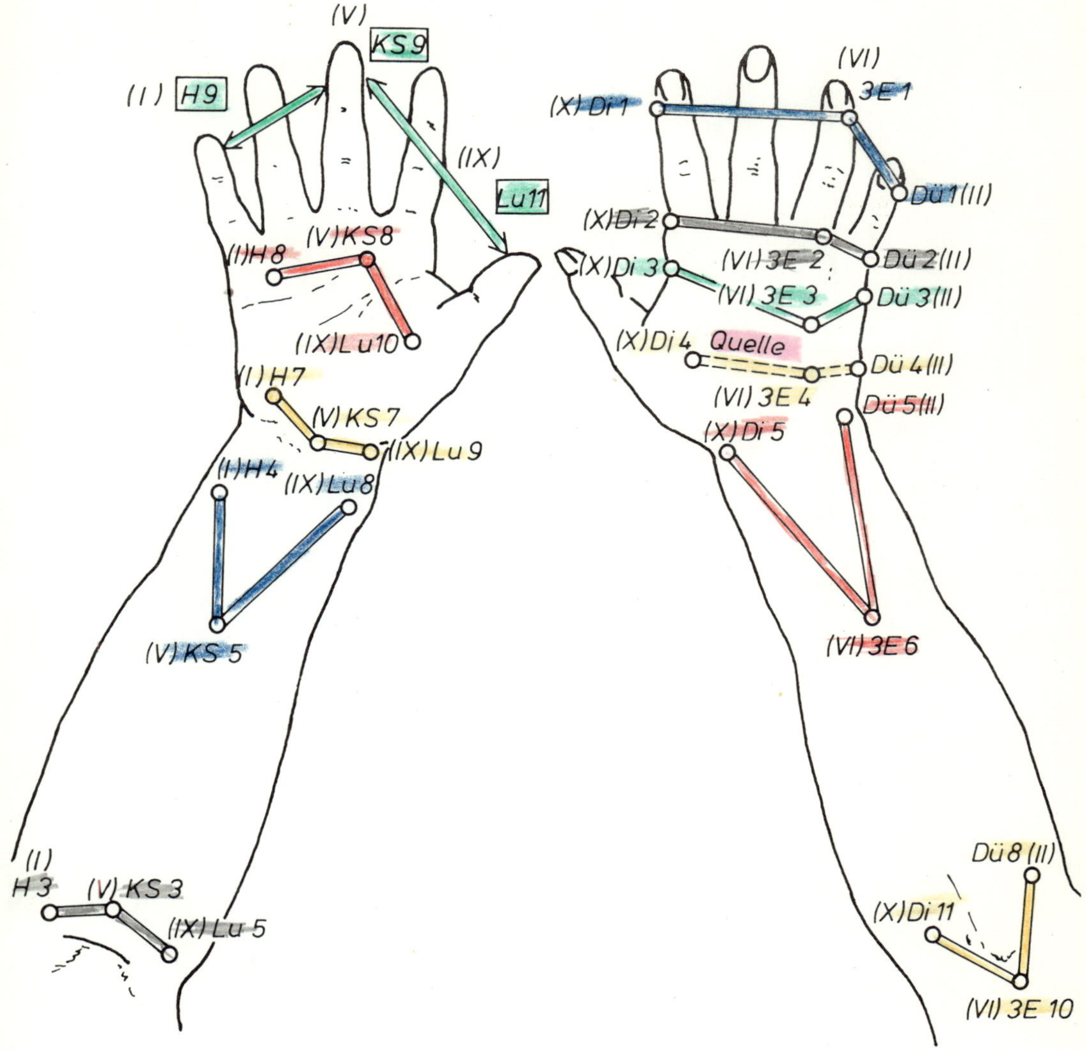

YIN

	H (I)	KS(V)	Lu(IX)
H	9	9	11
F	8	8	10
E	7	7	9
M	4	5	8
W	3	3	5

YANG

	Dü(III)	3E(VI)	Di(X)
M	1	1	1
W	2	2	2
H	3	3	3
Quelle	4	4	4
F	5	6	5
E	8	10	11

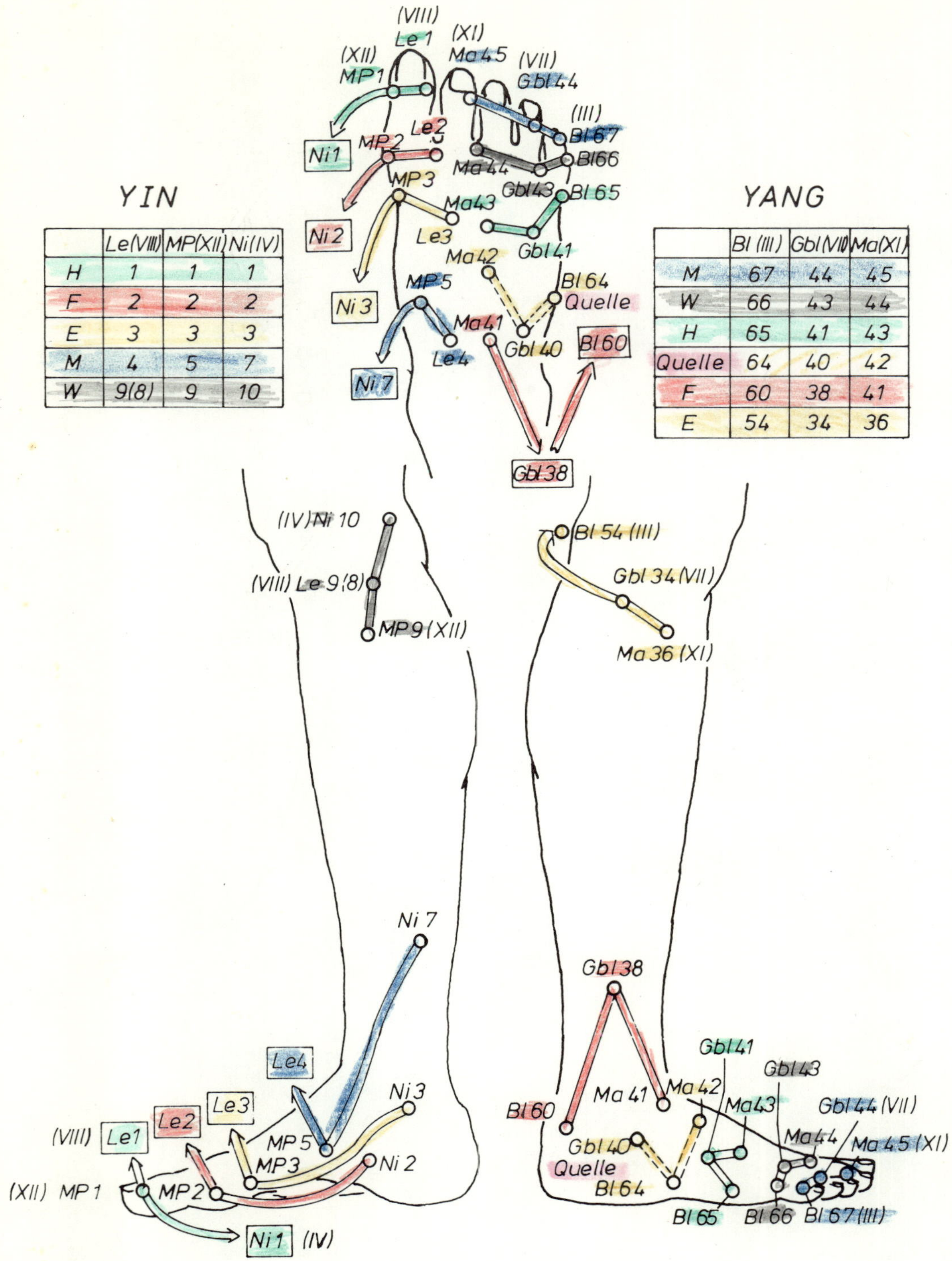

YIN

	Le(VIII)	MP(XII)	Ni(IV)
H	1	1	1
F	2	2	2
E	3	3	3
M	4	5	7
W	9(8)	9	10

YANG

	Bl (III)	Gbl(VII)	Ma(XI)
M	67	44	45
W	66	43	44
H	65	41	43
Quelle	64	40	42
F	60	38	41
E	54	34	36

Elementenpunkte